レノン『イマジン』から
　　　マクロビオティックへ

巻頭緊急テーマ

　原発の放射能被曝から身を守るために
　【長崎の秋月辰一郎博士の被爆体験及び
　　広島の平賀佐和子さんの被爆体験から】
　（放射線に対するマクロビオティック的対応）

高橋　昌裕

目　　次

巻頭緊急テーマ

はじめに …………………………………………… 5
長崎の秋月辰一郎博士の被爆体験 ……………… 10
「原爆を越えて」平賀佐和子さん ………………… 64

レノン『イマジン』からマクロビオティックへ

第1章　マクロビオティックを知っていますか？
……………………………… **90**

レノン、スティビー、久司道夫、ベジタリアンとの比較、レノン　久司ハウスへ、マイケル、デンバー、砂糖病

第2章　アメリカのシュバイツァーと呼ばれた人
……………………………… **121**

スミソニアンに保存展示、久司道夫80歳のパーティ、エイズ患者への指導

第3章　今日本で再評価されるべき人 ………… **132**

森下博士の国会発言、がん患者は玄米を食べなさい、ガンが食事で治るという事実、富山大医学部第2外科での玄米食

第4章 平和な世界の礎（いしずえ） ………… 139
　久司の神社での体験、世界連邦、桜沢との出会い、利他的な愛、和の字はシンボル、久司の桜沢評価

第5章 世界平和実現は食生活の改善から ……… 150
　学校の荒れる原因、刑務所でマクロビオティック、砂糖や乳製品の害

第6章 古くて新しい牛乳をめぐる論争 ………… 156
　日野原先生と三浦敬三さん、牛乳論争再開、新谷先生は反対

第7章 玄米少食で文化勲章受章した人 ………… 174
　二木式と桜沢式の相違と相似、二木先生の大往生

第8章 10枚のコピーから知った新谷理論 …… 185
　ヨーグルトにも？、マクロビオティックと新谷理論の違いは

第9章 マクロビオティックと水分摂取など …… 193
　水分の取りすぎは水毒になる、秀樹は摂取せず脳梗塞直前まで、五木養生論、宮沢賢治の短命は水毒？、新谷流も取り過ぎでは

第10章 量子論と自然治癒 …………… 214
サティラロ博士のがん克服、ミチオ・クシに会う、東洋的自然観と西洋的自然観、自分も回復に寄与、新しい世界観、サティラロ日本訪問、再発何故再発

第11章 食養の開祖　石塚左玄 …………… 238
食育基本法、左玄と明治天皇、穀食主義、食養会、肉食不要、脚気克服で食養会発足、癌と脚気問題

第12章 鴎外と左玄と脚気問題 …………… 252
脚気の歴史、明治天皇と鴎外の対立、日清、日露戦で患者大量発生、エイクマンの鶏白血病と米ぬか

第13章 左玄に続く食養の系譜 …………… 274
偉大なる先駆者左玄、左玄から桜沢へ、太田龍氏と森下自然医学、奥さんが語る太田龍氏の食生活

あとがき ………………………………… 291

はじめに

　この巻頭緊急テーマのうち秋月先生のことについては"レノン『イマジン』からマクロビオティックへ"の中の後半部分に入れるつもりでした。しかし余りにも早く心配していたことが起こってしまったので巻頭緊急テーマとして"レノン『イマジン』からマクロビオティックへ"の巻頭に掲載することにしたものです。既にこの原稿は福島原発事故の起きる半年前には出来ていたものです。そのことを考慮してお読みください。

　平賀佐和子先生は、お元気になってから玄米食の料理教室を開かれて多くの方にマクロビオティックの料理を教えられました。今回緊急の放射線被ばくのことが心配される事態なので、1990年の貴重な講義の掲載を許していただけました。有難うございました。

　平賀先生は講義最後で、原発は人間が"安全"にそのエネルギーを取り出せるようなものではないので、決してその力に頼ってはいけないと強く言っておられました。

　今、福島原発事故が、いつ収束するかわからないほど危険になってしまった時点で改めて、国、及び東京電力の原子力政策に怒りを覚えます。

　想定外の大地震、想定外の大津波、人間は自然のそのような猛威を統御できないように、原子力という大きな力も統御できない。第二、第三の福島が起きない前に原発は封印すべきである。

　文中、秋月先生、平賀先生ともに玄米食をすすめています。

玄米を幼児に与える場合は、母親がよく玄米を噛みしめて（母鳥が小鳥に餌を与えるときのように）、消化しやすい形にしたうえで、その玄米を商品名『リブレフラワー』という玄米を微粉末にしたものなどに混ぜて料理して与えると幼児が消化しやすいと思います。どうでしょうか。

よく噛んだものには免疫力を高める作用や癌を予防する力があるといいます。

マクロビオティック創始者である桜沢如一の妻リマさんは、フランスで難病の子供にリマさんがよく噛んで与えた玄米で幼児を難病から治癒に導いた逸話があります。

この噛むことによる効用については本にもなっていますからそれも読んでください。玄米は、とにかくよく噛むこと。それが玄米の薬効を引き出します。

また、玄米菜食については本屋でマクロビオティックの本を購入して、玄米のおいしい食べ方を研究してください。玄米は炊き方によっては、もっちりしておいしく食べることができます。また玄米食レストランも多数ありますから試してみてください。

この本を作ろうとした目的は、巻頭緊急テーマの原発放射能から身を守るためのマクロビオティック的対応を広島と長崎のお二人の被爆者の方の体験から読取っていただきたいということと、他にもう一つあります。レノン『イマジン』からマクロビオティックの中では、次の本と雑誌の連載記事の表題がそのヒントになります。

本は久司道夫氏の『地球と人類を救うマクロビオティック』という本、雑誌への連載記事は太田龍氏の『地球を救う森下自

然医学』です。太田龍氏が亡くなる直前まで『森下自然医学誌』に連載していました。

太田龍氏は、第10章では日本医療の信頼は地に堕ちた。第11章ではやはり西洋医学を批判する文章を書いています。博士の医学が世の中に広まることを亡くなるまで願っていた人です。

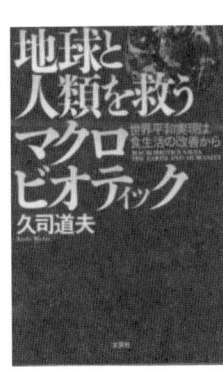

森下自然医学とは、森下敬一博士が40年以上、血液生理学の基礎研究の上に進めている自然医食のことです。この二つの表題のとおり久司道夫氏のマクロビオティック、そして森下敬一博士の自然医学が広まることにより、多くの問題が解決することと思います。そのことを願ってこの本を書き進めました。多くの人に知ってほしいと思います。そして、お二人の高名な先生はマクロビオティックの創始者である桜沢如一氏と交流が有りました。久司道夫氏がアメリカに行って活躍したのでお二人に直接の交流はないかもしれませんが、とにかくお二人の活躍が地球と人類を救うことを確信しております。(巻頭緊急テーマとして取上げた秋月博士、平賀さんも桜沢如一氏との交流がありました。)

マクロビオディックの創始者桜沢如一、桜沢がマクロビオ

ディックを築き上げるうえで大きな影響を受けた食養（玄米菜食）のお医者さん石塚左玄。そして桜沢と交流があり影響を受けた久司道夫氏、森下敬一博士への流れと続く明治から大正、昭和へのマクロビオディックに関連した大きな流れを書くと同時に上記の本と雑誌の地球を救うということについての概要を知ってもらいたいと思います。

なお、太田龍氏が、第10章では日本医療の信頼は地に堕ちた。第11章ではやはり西洋医学を批判する文章を書いていますが、東日本大震災で、救急医療やけがの治療にあたっている医師の方々の努力には頭が下がる思いです。

ただ慶応大学医学部講師の近藤誠先生が『患者よ、がんと闘うな』をはじめとして書いているような癌に対する西洋医学の対処に疑問を投げかけざるを得ないのです。その辺を理解してください。

東日本大震災で亡くなられた多くの方のご冥福を祈るとともにいまだに避難されている人々が、一刻も早く以前のような安らかな日々を迎えられるよう祈っております。

今回の悲惨な大地震の被害に各国が、国境も宗教の違いを乗り越えて、まるで　ジョン・レノンが歌う『イマジン』のように救援に駆けつけてくれたことに感謝いたします。

2011年9月
高橋　昌裕

被爆時の状況解説

	平賀佐和子さん（広島で被爆）	秋月辰一郎博士（長崎で被爆）	小説『黒い雨』の矢須子さん（井伏鱒二著）
被曝地点	爆心より2キロメートル	爆心より1.4km	爆心より10km
被爆時の被害状況	爆風で中2階に吹き飛ばされた。頭、顔、髪の毛、手にやけど。もんぺが十cm残っただけ。		
後遺症	20歳位でケロイド（硬い皮膚の隆起）の有ったのがようやく消えた。原爆症状（肝臓障害、白血球の減少など）	原爆症は出ない、秋月医師及び玄米、味噌汁食を実行した病院の職員は誰一人として後遺症に侵されていない。結婚し出産した看護婦にも奇形児皆無。	原爆病にむしばまれる。視力弱り、絶えず耳鳴りがする。赤血球半分以下。
後遺症を減少させた要因	桜沢如一氏のマクロビオティックの教え。また、被爆当時無意識に梅干が欲しくて、かなり食べていた。（マクロビオティックで言う陰性な原爆に対し陽性な塩のきいた梅干）	玄米とわかめの味噌汁。チェルノブイリ事故の時にはヨーロッパへの味噌の輸出が増えた。	絶望的な状況。
その後	7人の子供と孫たちに囲まれて充実した人生を送る。チェルノブイリ関係で招請状が来たこともある。		

　矢須子さんは、爆心より10キロメートルと平賀さんより遠い地点で被爆したのに、その後絶望的な状況になってしまった。一方被爆時は大変な火傷や悲惨な状況だった平賀さんが立ち直れた一因は黒い雨が降ってきた時に、毛布をかぶって濡れないようにした。この違い、つまり矢須子さんは黒い雨にうたれてしまったことが、その後の放射線の悪影響を受けた一因かもしれない。放射能汚染の被害を考えると雨には濡れない。特に黒い雨が降った時には注意せねばならない。

　『黒い雨』の文中矢須子さんは、濡れて汚れた雨の汚れを落とそうとしたが「石鹸をつけて擦っても汚れが落ちなかった。皮膚にぴったり着いている。わけが分からない」と日記に書いている。

長崎の秋月辰一郎博士の被爆体験

◇『長崎の鐘』

　秋月辰一郎博士についてはあまり知られていないかもしれない。全国的に言えば長崎の被爆医師で有名なのは『長崎の鐘』の歌で知られる永井隆博士になるだろう。

　永井隆博士の話も、今では、遠い昔の話になってしまった。昭和24年『長崎の鐘』の歌を藤山一郎さんが歌いヒットした。そして2002年8月9日、長崎に原爆が投下された午前11時2分に合わせ、平和の願いを込めた『長崎の鐘』を合唱する歌声が東京都千代田区の日比谷公園に大きくこだました。

　『長崎の鐘』は原爆で妻を亡くし、被爆者の救護に尽力した医師、故永井隆さんの著書を題材にした映画の中で歌われた。

　日比谷公園の催しは、歌手のすがはらやすのりさんが主催。すがはらさんは、「昨年はテロと報復攻撃で多くの命が失われ平和が一歩遠のいた。長崎の鐘を『第九』のように歌い継ぎ、平和を訴えていきたい」と話した。（東京新聞）

　永井博士については、著作の長崎の鐘を基に歌が作られ、映画化もされたことにより、よく知られている。

　昭和25年6月、ノーベル賞受賞者の湯川博士とともに、総理大臣からの表彰状を受けている。

　その表彰状には、『常に危険をおかして放射線医学の研究に心血を注ぎ、ついに放射線職業病の一つである慢性骨髄性白血病におかされるところとなったが、なお不屈の精神を奮い起こして職務に精励し学界に貢献したしたことは他の模範とすべきである。たまたま原子爆弾に負傷し病床につく身となったのち

は、著述に力を尽くし「長崎の鐘」「この子を残して」など幾多の著書を出して社会教育上寄与するところ少なくなくその功績顕著である』と記されている。

　被爆直前の6月に内科学教授　影浦博士の診察を受けた結果、白血病で余命3年の診断を受けている。8月9日被爆されてからは、自身の出血をおして救援活動に挺身、失神して倒れながらも、多くの被爆者の治療にあたったという。

　病床に就くようになってからの著述で得た印税や原稿料は、原爆被災者の生活再建や被災地復興にどんどん寄付していたという。

◇もうひとつの『長崎の鐘』、『アンゼラスの鐘』

　永井博士の功績が大きく、その影に隠れてしまいがちであるが、自身も被爆しながらも被爆者の治療にあたった多くの医師の中に秋月辰一郎博士もいた。この秋月博士の被爆直後からの献身的な医療活動を中心に、原爆の悲惨さを訴える目的で作られたアニメ『アンゼラスの鐘』が2005年完成した。これが、もうひとつの長崎の鐘である。

　同じ2005年10月23日、秋月さん逝去の記事が、新聞各紙に掲載された。

　全国紙の社会面の訃報欄には「存在自体が平和の象徴」「長崎の被爆医師　平和運動を主導」「長崎被爆者治療に尽力」「被爆者医療に尽力

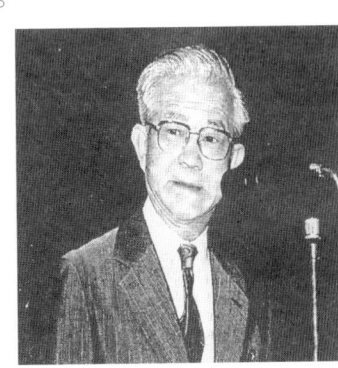

≡ぜんそくの発作で倒れる前の秋月辰一郎さん　長崎平和推進協会提供

反核運動支え」などの見出しがある。呼吸不全で89歳で亡くなられた。

　各誌写真入りで大きな取扱いである。地元の長崎新聞では24、25面ばかりでなく1面トップに掲載されていた。

　12月5日の朝日新聞夕刊で仲村和代記者が過不足なく秋月先生を伝えている短い記事を書いているので転載させていただこう。

　『平和運動家で医師　核廃絶訴え市民と歩む』
　秋月　辰一郎さん

　　この13年間、肉声を聞いた人はいない。ぜんそくの発作で1992年10月に倒れ、眠り続けたまま迎えた最期だった「市民とともに歩んだ人」。知る人は口をそろえる。放射線医学を学び、44年に赴任した長崎市の浦上第一病院で診療中に被爆。「自分もどこかへ消えたい」と思いながら被爆者の救護を続けた。

　　無傷だった人の髪が抜け、皮膚に斑点が広がり、命を落としていく。「放射線の影響に違いない」と、いち早く指摘した。

　　「二度とふたたび人間の頭上に原爆が落とされるべきでないと願うなら、政治的配慮とは別に、どこかで調査研究や記録が続けられなければならない」。1972年に出版した「死の同心円　長崎被爆医師の記録」に記した。

　　原爆が、まるで「夏の風物詩」のように話題にのぼる現実に危機感を抱いていた。「また原爆か、という人も少なくない。だが、実はだれもほんとうに原爆について知らない」。診療の傍ら、被爆資料の収集や証言活動に力を注いだ。

54年3月にビキニ環礁の水爆実験で第五福竜丸が被爆後、ようやく始まった原水禁運動は方針の違いを巡って各団体が決裂。「平和にイデオロギーの壁は必要ない。小異を捨てて、大同につこう」と市民の一致団結を呼びかけ、1989年に初めて開かれた「長崎平和大集会には600人が参加。今も毎年、市民が集う。

　「最期は自分の病院で」と、院長を務めた聖フランシスコ病院（前身は浦上第一病院）で眠り続けた。看護婦として同時に被爆し、救護を続けた妻すが子さん（87）は俳句で自らの気持ちを支えながら、看病を続けた。

　　　　　昏睡の　夫よ醒めませ　小鳥来る

　11月末、長崎市で開かれたお別れの会は、核兵器廃絶の署名活動に取り組む高校生たちの歌で幕を開けた。「先生の思いは確実に受け継がれている」。長崎の平和運動の中心を担う被爆2世の平野伸人さん（58）は語る。

　　　　　　　　　　　　　　　　　　　　（仲村和代）

そして秋月博士も、石塚左玄、桜沢如一氏の食養の影響を受けていた。このことを、著書、『死の同心円』『長崎原爆記』の中で、自ら述べている。「医学の道を志しながらも、食養に興味を持ったのも自分の病弱と、家族の大患のためである」

新聞記事と重複するが氏の略歴を記す。

秋月博士略歴（『体質と食物』より）

　大正5年1月3日、長崎市の中央部に生まる。文字通り虚弱児の典型であった。旧制佐賀高等学校を経て、京都大学医学部に学ぶ。

　昭和15年京都大学医学部を卒業、第一内科から長崎大

学放射線科に移る。自分の病弱と家族の大患のためである。

　昭和19年現在の聖フランシスコ病院の前身に医長として勤務。

　昭和20年8月原爆被爆、その10年、病弱多病に関わらず、食物の力により不惜身命に働く。昭和28年より現在まで聖フランシスコ病院の院長。『長崎原爆記』出版。

　昭和42年長崎県医師会賞。

　昭和43年日本医師会最高優功賞、昭和47年吉川英治文化社会賞受賞。

　昭和49年「原爆医療と活動」により朝日賞受賞。

筆者が、秋月博士と食養との関連を知ったのは、次のような雑誌の記事からであった。

その日、秋月辰一郎博士は、爆心地からわずか1400メートルの聖フランシスコ病院で診察していた。原爆の直後から、焼けただれた人が列をなして来院し、そして毎日、次々と死んでいった。そこは、放射能汚染のまっただ中なのだ。

そのうち、秋月博士は気づいた。早く死んでいく人は砂糖などの陰性のものを食べてきた人たちだ、と。抵抗力がなくなった甘いもの好きの人が次々死んでいく現実をまのあたりにして彼は「砂糖は血の毒だ」と叫ぶ。

そして、看護婦に命じた。「甘いものは絶対とるな。玄米に味噌汁だけ。それも塩を多くしろ。のどが渇

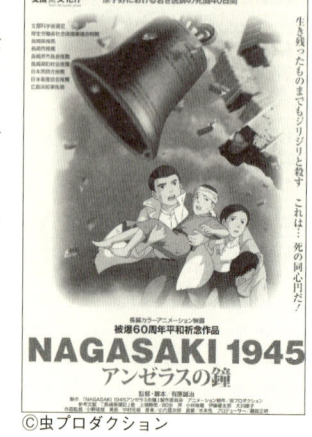

©虫プロダクション

いても水を飲むな」―。

　秋月博士は、その数年前から玄米食を実行し、看護婦ら職員にも食べさせていた。自分の"闘病の歴史"がそうさせたのだった。

　彼は、生まれながらにして心臓奇形であった。医者を転々としたが治らず、それなら自分で治そうと西洋医学の道に入った。それでもだめだった。そんなとき、偶然、桜沢如一氏に会い玄米食をはじめたところ、1か月で心臓が正常の形になったのである。

　原爆投下の頃、博士は放射能が血液を破壊することを知らなかった。当然である。原爆とは何かすら分からないのだから。

　が、玄米食の経験から「これは強度の陰性爆弾だ。陽性の食事をとらなければ助からない」と直観したのである。

　この判断は正しかった。ストロンチウムやコバルトは極端な陰性である。だから陽性の塩（ナトリウム）をたくさん補ってやればいい。また水は陰性で、多量に飲むと血液が薄くなる。「水を飲むな」という指示もまた正解だったわけである。

　あれから44回目の夏が過ぎた。玄米食を実行した病院の職員は、誰一人として原爆症に苦しまずにすんだ。後遺症にも冒されなかった。当時の看護婦はみなその後、結婚したが、一人も奇形児は出産していない。

　一方で博士の忠告を実行しなかった同僚医師たちは次々と死んでいった。

　もし桜沢如一氏の陰陽の法則を知らなかったら博士たちもまた放射能によって死んでいったに違いない。

　これはまさに玄米食が原爆症に打ち勝った貴い歴史の証明に

ほかならない。と自然食レストランで読んだ雑誌には書かれていた。(雑誌の名前、出版社名調査中)

◇ **玄米食をはじめたところ、1か月で心臓が正常の形になった**

上記の文章の中に、「玄米食をはじめたところ、心臓が正常の形になった」と書かれていた。食事を玄米食にして心臓が正常の形になったなんて信じられない。と疑問を持ち続けていたが、そのようなこともあるのだと教えてくれたのが、マクロビオティックの料理教室顧問で桜沢夫妻の身近にいて教えを受けていた田中愛子さんの『我が愛しの桜沢夫妻』に書かれた秋月博士の思い出からであった。

"体の弱かった秋月先生

秋月先生は、ご幼少のころから体が弱く、「何年、生きられるか」という心配の声の中で、医学を目指し、博士になりました。

しかし、体の弱い先生の存在は皆様の心配のタネのようで、ある人が玄米の本を先生に贈りました。西洋医学や栄養学の盛んなとき、「こんな本が？」と疑いつつ、玄米食を試していくうちに、先生の体力がどんどんついてきたのです。生まれて初めての登山もできました。大喜びの先生は、玄米食前と玄米食後の心臓のレントゲン写真を、GO先生（桜沢如一氏）に送ってきました。GO先生もお喜びのご様子で、「どうだい、心臓は入れ替えられるのだよ！」といいながら、私どもにレントゲン写真をみせてくださいました。水滴のような心臓が見事なハート型になっているのです。自分自身で替えられる心臓なのに、いまだに他人

のものを移植したり、ペースメーカの器具を埋め込んだりしている現代医学に恥ずかしさを感じます。

秋月先生は学生時代に、桜沢如一氏の教えを受けたことがあるのだろうか。秋月先生が22〜3歳の学生時代とすると、生年月日からすると、桜沢は45歳ぐらいのころだったのだろう。

具体的に、玄米食前と玄米食後の心臓のレントゲン写真を送ってきたのだから間違いないと思う。そうすると、田中愛子さんの言っているように、自分自身で替えられる心臓なのに、いまだに他人のものを移植したりすることだけを考えている現代医療のあり方に疑問を感じる。

著者がこのことを知ったのは「田中愛子さんの『我が愛しの桜沢夫妻』に書かれた秋月博士の思い出からであった。」と先に述べていたが、その後マクロビオティックの推進機関でありマクロビオティックの創始者桜沢如一が設立した日本ＣＩ協会の勝又靖彦会長から資料をいただいた。貴重な資料である。

『心臓を入れ替える法』というのがその資料であり、秋月先生が長崎の病院の院長高原先生に連れられて桜沢如一に会いに来る場面から始まっている。

そして秋月先生は、この時問題のレントゲン写真を持参してきているのである。筆者も『心臓を入れ替える法』という文章を桜沢如一が書いていることは知っていたが、まさかその中に秋月先生と桜沢如一の出会いが書かれているとは知らなかった。

次が『心臓を入れ替える法』に記載された桜沢如一が述べる出会いと、秋月先生が述べているどのような食事で心臓の大きさが大きく逞しくなったかである。

諏阜市の桃源寺の講習会をやっていると長崎から高原院長と秋月医学士が見えた。

　秋月サンは昨年11月、湯江の光宗寺の講習に参加後、真生活の実行を始めたところ大へんな効果を挙げたので、そのレントゲン像をもって来た、と云はれる。

　先ず実行直前のレントゲン写真を拝見する。胸も大分わるいが、心臓がおどろくべく小さい。これでは勤労も訓練も危くできない。それが2ケ月後のレントゲン写真で見ると、5倍位の大きな逞しいものになっている。2ケ月で全く心臓が別ものになってしまったのだ。これは心臓の取替えだ。

一方秋月先生は次のように言っている。

　高原先生から、櫻澤先生著「永遠に克つ者」「新しき栄養学」を読ませて頂き、11月12日からの湯江の講習会に出席した。

　講習会で、私の胸に突きささつたことは「体質は食物」といふことと「肺病、肋膜、塩不足」といふことである。

　それから私は次のことを実行したのである。

一、塩気をウント取る（大体塩辛きものは好であったがこれまで遠慮をして居た）
二、動物性食品をやめる（今迄は魚肉類を優れた栄養物と信じて努めて取って居た）
三、玄米にした（ゴマ塩を多く添える）
四、砂糖気、果物、嗜好飲料水をやめる。（性来砂糖気は嫌いであつた、只嗜好飲料水は大好物であった、その替

りに番茶をのむ）

　以上のことを 12 月 1 日より実行した。色々な変化が次から次へと身体の内におきて来た。詳しくは略するが大体
一、脈拍が力強くなったこと。
二、足が暖かくなり、薄着が快くなった。
三、趣床時の倦怠がなくなり、床についておれなくなった。
　そして昭和 19 年 1 月 1 日から少しづつ仕事を始めた。

玄米食実行前（昭和 18 年 11 月 18 日）と玄米食実行後（19 年 2 月 12 日）のエックス線写真を比較して秋月博士は解説している。

　　心臓が普通人の如くなっている、何となく力強くなった。特に運動とか、錬成とかしないで、大雑把な食物養生で斯くも変わって来たのである。
　　それから少しづつ日曜日に歩行遠足を始めた。そしてその後 3 ヶ月して撮影したのでは完全に、心臓の大きさが、胸巾の半分という正常型になっている。
　　あらゆる専門家が何とかして大きくしたいと苦心して出来なかった滴状心が完全に普通になったのである。しかも僅か 2 ヶ月間で。

秋月先生は 4 つのことを実行して元気になったと言っている。その第 1 番目
一、塩気をウント取る（大体塩辛きものは好であったがこれまで遠慮をしていた）。
　塩気をウントとるといっていても、塩を直接取るのでなく味

噌のような塩が大豆となじんでまろやかな味になったものを味噌汁のような形でとることを言っていると思う。
三、玄米にした（ゴマ塩を多く添える）とあるが、このゴマ塩もマクロビオティックのゴマ塩は、すり鉢で微粉末にした塩をやはりすり鉢で微粉末にしたゴマと混ぜて作る。

久司道夫氏はマクロビオティックのゴマ塩の作り方を次のように説明している。

　　参考までに、正しいごま塩のつくり方を紹介すると、(1)厚手のフライパンに自然塩を入れ、強火で水気が抜けてサラサラになるまで妙める。(2)蓋のある鍋またはフライパンにごま（黒ごま）が一面に散らばる程度に入れ、強火でパチパチと音が出るまで二〜三回、手早く鍋を動かしながら、ごまが焦げずに芯まで火が通るまで充分に妙る。残りのごまを同様にして炒る。(3)すり鉢に炒めた塩を入れ、力を入れてよくすったところへ、炒ったごまを入れて、すりこぎの重みだけで長時間かけ、ていねいにすり上げるというものです。そうやってつくられたごま塩は、細かくなったごまの周りを塩の粉が包むようになっていてサラッとしています。ごまの油を塩の粉末がうまく吸収するからですが、そのポイントは炒った塩を粉末のようになるまでていねいにすることと、力を入れずにすりこぎの重みだけで時計回りにごまをすり上げることなのです。長時間、心を込めてつくるからこそ、心のエネルギーがごま塩の中にも満ちてくるわけです。

　　このようにして作ったごま塩は、普通のごま塩のように塩とゴマが分離して塩辛くなるようなことはない。

塩が出たついでに、マクロビオティックをやるようになると惣菜などのおかずの砂糖を使った不自然な味がいやになってくる。

　やはりこのことについて久司道夫氏は日本に帰ってくると砂糖で味付けされた惣菜などに辟易している。

　　弁当にしても、お惣菜にしても、みんな甘い。私が日本にきて、一番困るのはあまりにいろんなものに砂糖が入ってしまっていることなのです。ひじきにはまさか入っていないだろうと思って、注文すると、ちゃんと砂糖が入っています。煮しめ、漬物など、およそあらゆるものに砂糖が入っています。

　そうなんです。砂糖を使った不自然な味付けには筆者も辟易しています。

　さて、秋月博士の著書、『死の同心円』『長崎原爆記』を読んでみると、原爆の性質の記述である"玄米食の経験から「これは強度の陰性爆弾だ。陽性の食事をとらなければ助からない」と直観したのである。"との記述は、違うようだが、大筋で博士の著述の中の内容と一致するようだ。

　博士は、レントゲン撮影で患者や、撮影する医師が経験する放射線を浴びることによる「レントゲン宿酔」という症状から原爆とはどんなものか直観したと述べている。玄米食の経験から直観したのであるとの記述は、著書の中には見出すことができない。

　『死の同心円』の本のはじめに、博士は、先に出版していた被爆の体験を著した『長崎原爆記』がさまざまな事情により、絶版になったことを残念に思っていた。

"私の耳には、今も火傷をおって死んでいった被爆者の声が残っている。恐るべき原爆症にむしばまれながら、満足な薬も医療も受けられず、私をじっと見つめて死んでいった人たちの姿も目に焼きついている。"もちろん、私の手記は長崎原爆の全貌からすれば、ごく微小部分しか明らかにしていない。しかし私は、被爆者がその体験の微少をよせ集めないかぎり、悲惨な実態は明らかにされないという悲願をもっていたので、手記が絶版になったことがたいへん寂しかった。"

"彼らの支えがなかったら、おそらく私は、この手記を書き続けていくことも、再び出版することもできなかったろう。それだけに、この手記は何物にもかえがたいものであり、講談社の伊藤寿男さんやその同僚の人たちが、これを拾いあげて残してくださることがなによりもありがたいと思う。声なき声の被爆者に代わって心からお礼を申しあげたい。"

しかし、今また、この『死の同心円』の博士の著書も、今は絶版になっている。

玄米菜食との関わり、そして石塚左玄氏、桜沢如一氏との接点を探りながら、絶版になった著書に代わってその悲惨さを記していくことが博士への哀悼の意だと思うので両著書から、引用させていただいた。

本来ならば、博士の著書が、ご逝去、そして氏を主人公にした被爆アニメ『アンゼラスの鐘』誕生を契機に、再出版されることが望ましいと思う。

◇『死の同心円』『長崎原爆記』より

そもそも、聖フランシスコ病院の前身の浦上の病院に就任を要請されたときから、菜食主義者の私（秋月博士）には一つの条件があったという。

> "「私の食物療法をやらしてくださるならば」「玄米、野菜食、海藻の味噌汁の三つで食物療法をやりたい」といったが、修道士や婦長はなんでもいいからここに落ち着いてくれれば結構だという表情だった。
> 私は緑の菜園と50名にふくれあがった入院患者を見て、自分の食養医学実践の道場を与えられた思いだった。"

しかし、新しい仕事に情熱をたぎらせたが、わずか3、4日目から早くも肋膜炎になってしまう。

> "早くも肋膜炎になったとは、口が裂けてもいいたくなかった。わが身を実験台にして、床につかずに食物療法で治してみせると決心した。"

◇あたりの空気は爆心地で何千度

そしてあの8月9日を迎える。
原子爆弾が投下された瞬間、

> "爆心地で何千度、病院付近では何百度にもなったのだろう。爆心地より1,500メートルまでの木造建築物は、ただちに発火して大火災になった。爆心地より1,000メートル以内の土地では、鉄でさえも燃焼した。"

> "はきけがする。身体がだるい。血便が出る。頭髪が少しづつ抜ける。皮膚に紫色の斑点が出る。歯ぐきから血が出る」

これまで私は、全身火傷、ガラス創、材木・煉瓦による挫傷の治療にばかりあたった。しかし新しい疾病にぶつかる。これらの症状は、ある場合には全く無傷であったのに忽然として起こった。しかも、1、2日のうちに症状が激化して患者は死んでしまう。ある人には、4、5日から1週間と徐々にそれらの症状が現れて死ぬのである。

　きわめて迅速に、急性に現れて死にいたるものを劇症とし、中等度症、さらに死までに至らしめないものを弱症とする。劇症から弱症まで千差万別、実にその人の抵抗力、年齢によって雑多であった。ただはっきり言えることは、爆心地からの距離に比例して照射の量が決まるということであった。火傷や、傷の手当にばかり専念していた私は、ここで放射能症、原爆症を考えねばならなかった。"

　"昨日まで、「おかげで私はなんともない」といって感謝の祈りを捧げていた修道女が、今日になってぽっくり死ぬようなことは日常茶飯のできごとであった。その人を看病し、臨終にお祈りをし、土葬を手伝った健康そうな修道女がその翌日になって、急に皮膚に溢血斑を発見する。やがて口内出血がはじまり、悪心、嘔吐、血便を繰り返す。

　「ああ、私もあの死んだエリザベットと一緒です。先生」慄然として報告にきてから、彼女の死までは4、5日しかなかった。自分が土葬してやった人と同じように死んでいく。この恐怖がほんとうの原爆症の恐ろしさであった。これが40日間続いたのである。"

　"あの女教師もこの修道女も傷が悪化するより先に毒ガスと訴える人たちのように忽然として死ぬのではないだろ

うかと思う。はたして、そのとおりであった。

　創面をガーゼで拭くと、赤くなって出血する。次の日はさらに出血して、新しい肉芽が出る。少しよくなったかと思うとにわかに創面が乾き、紫がかってくる。やがて頭髪が抜け、紫斑が出て、傷の痛みも訴えずに死んでしまう。その間、わずかに４、５日である。彼女たちは爆心地から５、600メートルのところで被爆したのである。"

　"妹の死をみとった翌日、今度は自分の髪の毛が抜けはじめたという患者の家にも往診した。

　「先生、死んだ妹と全く同じ症状です。私もきっと死ぬんですね」

　まだ埋葬していない妹の死体に覆いかぶさって、その姉は泣いた。事実彼女にも悪心、嘔吐が始まり、皮膚には原爆症による死を予告する紫色の斑点が出はじめていた。

　「元気を出して養生しなさい」そう言って力づけるよりほか道はなかった。医師としてこれほど残念なことがあるだろうか。"

◇死の同心円

　「死の同心円だ。魔の同心円だ」

　"長崎市の地図を頭に描きながら、私は思わずそうつぶやかずにはいられなかった。まさに死の同心円が毎日少しずつ広がっていく。今日はあの線までの人が死んだ。翌日はその家より100メートル上の人が死ぬだろうと思っていると、はたして的中する。

　９月上旬から中旬にかけて、死はいよいよ病院に向かっ

て津波が押し寄せるようにあがってきた。

「明日は自分が死ぬかもしれない」という不安が私たちの胸をしめつけた。"

しかし、秋月博士とそのとき患者の救助に当たった看護婦をはじめとする職員の人たちには原爆症が出なかった。

◇秋月博士とそのスタッフにはどうして原爆症が出なかったのか
博士の『死の同心円』には

"虚弱体質の私が、1,400メートルの距離で被爆しながら原爆症にならず、病院の職員や患者全員がレントゲン・カーターに似た自覚症状を感じながら、なんとかそれを克服し働き続けることができたのは、私はやはり食塩のおかげであり、秋月式栄養論の成果であったと思う。私の周囲にいた人々は、皆それを信じている。たとえ学会には認められない説であっても…。"

そこで、秋月式栄養論として、博士はどのような食事法を、職員たち患者たちに実行させたのであろうか。

聖フランシスコ病院の前身の浦上の病院に、就任を要請されたとき、菜食主義者の秋月博士には一つの条件があったという。

"「私の食物療法をやらしてくださるならば」「玄米、野菜食、海藻の味噌汁の三つで食物療法をやりたい」" と言っていた。この基礎的な食物療法の上に、原爆症に対しては、エックス線の診断治療を研究した時に経験した「レントゲン宿酔」という症状に似たものと断定した。

博士はこの症状に苦しんだ時、よく食塩水を飲んだことを思い出した。「レントゲン宿酔」の患者に、生理的食塩水より少

し多く塩分を含んだ水を飲ませることは、レントゲン教室で働いている者の常識だった。

このときのミネラル栄養論を端的に表現するならば、食塩、ナトリウムイオンは造血細胞に賦活力を与えるもの、砂糖は造血細胞毒素ということになる。

"そしていま、この原爆症にも私のミネラル栄養論がそのまま役立つのではないか。私の胸中に信念にも似たものが湧然とわいてきた。「玄米飯に塩をつけて握るんだ。からい、濃い味噌汁を毎食食べるんだ。砂糖は絶対にいかんぞ！」私は、炊事方や職員に厳命した。もしそれが履行されないと、私は気の毒なくらい相手を怒鳴った。「砂糖はいかん、甘いものはいかん！」

これは爆弾前から、入院患者や従業員に厳重に申し渡していた。もっとも砂糖は、当時の日本の大衆にはほとんど無縁のものであった。「砂糖がなぜ悪いんですか。塩がなぜ原爆症に効果があるんですか」こう誰もがたずねる。私はいちいちこれを、根本的に説明するのもまだるっこい。「悪いといったら、悪いんだ。砂糖は血液を破壊するぞ！」

この時の私にひらめいたミネラル原爆症治療法は、私自身と、周囲の私を信ずる人びととの間には行われた。"

「玄米飯に塩をつけて握るんだ。からい、濃い味噌汁を毎食食べるんだ」という博士のミネラル原爆症治療法は、次のように行われた。

"午前11時と午後5時の2回、玄米飯とかぼちゃの味噌汁、わかめの味噌汁を作っている。入院患者にはもちろん、職員、病院の庭にたどり着いて倒れた人、さらに近所の人

にまで炊き出しをした。看護婦たちは握り飯を作って配ってまわった。"

また、これを可能にしたのは病院が、戦時下の食糧の倉庫にも充てられていたからである。

"浦上第一病院は千俵あまりの玄米と、味噌、醤油の倉庫にあてられ、これが被爆後に役立った"とある。

"その後種々の原子病治療法が現れた。

しかし、私はこのミネラル治療法のため、これまで生きながらえ、元気に病院で医師として働いてこられたのだと信じている。私はきわめて虚弱体質であり、1,800メートルの距離で原子爆弾を受けた。しかし私や岩永修道士、野口神学生、婦長、村井看護婦その他の職員や、入院患者は、被爆の廃墟の死の灰の上で、その日以来、生活したのである。

その人々が、もちろん疲労や症状はあったであろうが、それを克服して、元気に来る日も来る日も人々のために立ち働き、誰もこのために死なず、重い原爆症が出現しなかったのは、実にこの秋月式の栄養論、食塩ミネラル治療法のおかげであった。私とその周囲の人々は、それを信じている。学会ではたとえ認められなくとも。"

◇ 栄養士で自然療法の伝道師である東城百合子さんは原爆症と玄米食をこう考えていた

食べ物にみる自然の力『原爆症も癒す玄米の力』との見出しで書いている。

かつて安中市のカドミウム汚染が世論をわかせた事があ

りました。その時、相島敏史博士が、カドミウムに汚染された米を食べても、それが玄米である限り、カドミウムは体に残らないで排泄されるという研究を発表しました。逆に白米の場合は、殆ど排泄されず体内に残ってしまう事も確かめました。また広島市や長崎に投下された原爆の被爆者でも、驚くような話が沢山あります。

それは玄米中に含まれるフィチン酸の解毒作用で、原爆のストロンチウム90と、このフィチン酸が結合して体外に出してしまう。玄米にはフィチン酸やガンマーオリザノールなどや、科学で分からない成分もたくさん含まれ命を養ってくれます。これは人間の英智を越えた自然の配剤で、自然の力、自然の恵みです。これを私は愛と受け止め、自然の思いやりに感動するのです。

こんな実例がたくさん出た事から、群馬大学の小川教授がこのストロンチウムと玄米、梅干、味噌との関わりを研究しました。その結果、玄米のフィチン酸とストロンチウムが結合するメカニズム、それに梅干のクエン酸が加わると大きな結合で見事に排泄することが分かったのです。それなら化学的に合成したクエン酸ならどうかと動物実験したら、逆に全く排泄しなかった。この事から自然の力、命の重みを知ったとおっしゃっておられました。

◇久司道夫氏もマクロビオティックの基本食（玄米とわかめの味噌汁）の放射能に対する効果を述べている

同じように久司道夫氏はその著書『マクロビオティック食事法』の中で玄米のような未精製の穀類（本の中では完全穀類と

言っている。白米と比べて胚芽も表面の糠も付いているからだろう）の放射能を体外に排出する力があること、また海藻や味噌にもその働きがあることを述べている。

現代では、放射線、化学物質、麻薬をはじめとする極端な物質やエネルギーにさらされることがあるが、そうしたものがおよぼす害も、完全穀類やその加工品をとることによって、緩和したりとりのぞいたりすることができる。

長崎の被爆者の中には、マクロビオティックの食事法で原爆症をなおした者たちがいる。『イースト・ウエスト・ファウンデーション』や他のマクロビオティックの組織は、彼らの治癒の経過を記録する報告書を何度か発表している。

次に海藻について

海藻にはさらに、放射能の害を取り除く働きもあるようだ。長崎の医師たちは、1945年に長崎に投下された原爆で放射能を浴びた人々の命を、玄米に味噌汁に海藻という伝統的な食事で救ったと証言している。また、カナダのマギル大学の科学者たちは、1960年代と1970年代に、よく食べられる海藻には、放射能を発するストロンチウムをつかまえて体外に排出する働きを持つ多糖物質が含まれていると、報告している。それは、アルギン酸ナトリウムという物質で、大西洋岸と太平洋岸でとれたコンブ、ケルプをはじめとする褐藻類から抽出されたものであった。「海藻は核分裂によって発生する放射性物質の体内への吸収をさまたげる上に、汚染物質の体外への排除をうながすものとして利用できる可能性もあるので、実際に役立つ重要な食

品であり、それゆえ、さまざまな海藻の生物学的活動を研究し、評価することが大切になる」と、マギル大学の研究者たちは『カナデイアン・メディカル・アソシエーション・ジャーナル』誌に発表した報告の中で結論している。

海藻はマクロビオティックの食事に欠くことのできない食品である。

そして、マクロビオティックの基本食には欠かせない味噌汁の味噌の対放射能への作用についても

> 味噌には、血液やリンパ液の質を強化する働きがある。そこで、味噌は昔から、動物性食品や砂糖をはじめとする極端にかたよった食品がもたらす害を取り除く目的で用いられてきた。1945年の被爆後、長崎の医師たちは、多数の被爆者たちを治療する中で、味噌汁が原爆症を防ぐ主要な食品の一つであることに気づいた。最近の日本の研究でも、味噌にタバコの害を消す働きがあることが明らかになっている。こういうわけで、放射能、公害物質、土壌や食品に含まれる化学物質といった現代の汚染物質の害も、味噌によって体内からとりのぞかれる可能性があることが、充分に考えられる。

このようにしてマクロビオティックの基本である完全穀物である玄米とわかめを入れた味噌汁が放射能の害を抑えて、秋月博士と一緒に被爆下、救護活動に当たった人たちには放射能の被害が出なかったのであろう。

ここまで述べたことで、現代日本が置かれているいくつかの困難な状況が、秋月博士、東城百合子さん、久司道夫氏の上記の話の中から解決策が見出される。

◇ミサイル防衛構想

　隣国北朝鮮がミサイルの目標を日本にも向けているというので、原爆を積載したミサイルが、日本に放たれた時、これを上空で撃ち落とし日本を無法者国家の脅威から守るため迎撃ミサイルをアメリカと共同開発せねばならないというミサイル防衛構想が膨大な費用を充てて研究に入っている。実際にはそのことが起こる可能性は低く、マスコミが脅威を煽っている点もあるようであるが、もし飛んでくるとしても、北朝鮮のミサイルは一発だけ飛んでくるのでなく、その保有するミサイルが一時に何発も飛んでくるのであろう。その中で迎撃ミサイルで撃ち落とせなかったミサイルが日本に到達してしまい、甚大な被害を与えるだろう。そもそも政府高官がミサイル発射をミサイルで撃ち落とすことをピストルの発射になぞらえて、「ピストルの弾を撃った時、もう一つのピストルで撃っても当たらない。（ミサイルは）撃ち落とせない」とまで言っている。

　しかし、落とされる原爆の被害を軽減するために秋月博士の貴重な経験を生かすことができれば、核シェルターと、放射能の害を取り除く働きのある玄米、味噌、わかめを用意することによって、北朝鮮からのミサイルの脅威を減らすことができるのではないか。ミサイル発射を探知する偵察衛星とあいまって国民を守ってくれるのではないだろうか。政府高官でさえ疑問を述べているミサイル防衛構想より余程、秋月先生の残してくれた長崎被爆時の放射能に対する貴重な発言こそ現実的な対応になるのではないだろうか。自衛隊の力を核シェルター作成と、放射能の人間への被害を最小化する秋月式栄養学を実施するための玄米などの食品を保管、整備するために使うことが、まさ

に強い自衛になり自衛隊の本当の役割であろう。

　というように秋月先生の貴重な発言を生かすことによって、地下核シェルターにもぐり生き残った人たちは人体に与える放射能の被害からまぬがれることができるだろう。北朝鮮などはアメリカからの核攻撃を防ぐために、地下要塞化していると言われているが、これはベトナム戦争でベトコンが地下トンネルを作ることによってアメリカとの戦争を勝利に導いたことの教訓を生かしているのだろう。軍備を増強したり、アメリカ軍の基地に頼るのでなく実際ベトナムという小国が大国アメリカに勝ったこの教訓を生かして地下に潜ることこそ強い自衛の要になるのではないだろうか。

　地下鉄などの施設を核シェルターに転用できるようにしておき、そのシェルターに玄米、味噌　醤油、そしてわかめなどを用意しておけば、味噌、醤油の働きが原爆症の被害を抑え、玄米の中に含まれるフィチン酸の働きが放射能を人体から排出する役割を果たし、原爆からの被害を最小限に抑えてくれるのではないだろうか。

　北朝鮮からのミサイル発射に脅威を煽っているのはマスコミであって、日本に対し実際北朝鮮が発射してくる可能性は実際には低いという専門家も多くいる。

　北朝鮮からのミサイル問題より、放射能の汚染が現実味を帯びて語られていることは原子力発電所の巨大地震をきっかけとする事故である。

　その現状、そして対策を見た後に秋月先生の残してくれたマクロビオティック的生き残り策を述べよう。

◇ミサイルよりもっと現実的危機、既に起こっている大地震から読み解く原発の危うい現状

原発事故で死者200万人東海地震「驚愕のシナリオ」(週刊朝日2007年8月3日号)

　東京電力柏崎刈羽原発を襲った新潟県中越沖地震の規模はマグニチュード（M）6.8。その何十倍ものM8クラスが想定されるのが、差し迫る東海地震だ。

　そして、想定震源域の只中にあるのが中部電力（中電）の浜岡原発（静岡県御前崎市）である。

　もし東海地震で浜岡原発から、大量の放射能が漏れたらどうなるのか。京都大学原子炉実験所の小出裕章助教のシミュレーションの結果は衝撃的だ。

　「『死の灰』が空気中に放出され、200万人が死亡します。計算方法によっては400万人にもなる。1,000万単位の人が被曝して、がんになりやすくなる。小出氏によると、1986年の旧ソ連のチェルノブイリ原発事故では、300キロ離れた場所でも激しい放射能汚染があった。

　浜岡原発の5基の原子炉の出力は国内有数の規模の約500万キロワット。都心までの距離も約190キロにすぎない。

　小出氏は言う。「中電は『安全だ』というが、東海地震が起これば為す術はないでしょう」

　一方、1976年に東海地震の危機を唱え、国の対策に大きな影響を与えた石橋克彦・神戸大学教授は、1997年から「原発震災」という言葉で警告を発し続けている。

　「東海地震が起これば、浜岡原発の直下は必ず震源にな

る。原発が緊急自動停止に失敗する恐れもあるし、止まったとしても、炉心を冷やさないと高温になった核燃料が溶け出し、最悪の場合、メルトダウンに至る。

　気象条件にもよるが、6時間ぐらいで死の灰が首都圏に来ることもあります。」

なんと柏崎刈羽原発の直下に活断層が通っている。

柏崎刈羽原発の直下に活断層が通っていることが分かったぐらいで驚いてはいけない。実は、日本の原発の大半は活断層のそばに建っている。

2005年8月の東北電力女川原発（宮城県）、2007年3月の志賀原発、そして2007年7月の柏崎刈羽原発と、わずか2年間で3回も「想定外」の揺れが原発を襲った。

東電側はこれまで、原発から20キロ離れた活断層が起こす最大でM6.9の地震を想定、「最大で300ガル（ガルは加速度の単位）の揺れしか起きない」と主張。仮に直下型地震が起きても、放射能が絶対に漏れないよう原発を作ってきた。

一審も二審も東電側の主張を採用したが、今回、震源は原発から23キロ、揺れは想定の2.5倍の680ガルと、「東電の主張が間違っていると実証された」（武本氏）形だ。

武本氏を含む地元住民たちは、1979年から国を相手取り、柏崎刈羽原発の設置許可処分の取り消しを求める訴訟を起こしている。

◇原発震災の放射能対策

　軍事評論家の神浦元彰氏は、こう話す。

「とにかく風上に逃げることが先決です。あとは、放射能汚染で特にひどく発生する甲状腺がんを防ぐために、ヨウ素を摂取することです。先に害のないヨウ素を摂取すれば、後から放射性ヨウ素を吸っても、甲状腺が飽和されているため吸収されないのです。実は原発がある地域の病院は、緊急時に備え、ヨウ素を大量に常備してあるんですよ」

ヨウ素の備えがなければどうするか。『放射能で首都圏消滅』(三五館)の著者で「原発震災を防ぐ全国署名連絡会」の古長谷稔・事務局長はこう解説する。

「マスクがかなり効果的です。おすすめは『DS 3』というランクの防塵マスク。ヨウ素がたっぷりのとろろ昆布もいいが、乾いたままではなく、お吸い物などでふだんから積極的に摂取しておくのもいい。逃げられないときは、窓枠にテープを張り、少なくとも1週間は閉じこもらなければいけません」

◇原爆と原発は同じ

地震が起きた時の危険性ばかりでなく原発の存在すること自体が、周辺住民の健康を阻害しているという報告も出ている。『原爆と原発は同じです』という見出しでPKO法「雑則」を広める会が発行している小冊子は次のように報じている。

『死にいたる虚構』は、2008年5月、原爆症認定集団訴訟大阪高裁が、初めて入市被爆者を原爆症と認定する科学的な根拠とした文献です。

この判決を日本政府が受け入れ、原爆に直撃されていない被爆者を認定したことは、平和利用とされている原発に

とって、大変重大な意味がありました。なぜなら、「低線量の放射線は危険ではない」として推進している原発の安全性が否定されたことになるからです。本書を読めば低線量の放射線が人類にとってどれほど危険なものかが理解できます。

　本年 10 月 9 日、ノーベル賞委員会はアメリカのオバマ大統領の「核兵器のない安全な世界」を理想とする行動に対して平和賞を授与することを決めました。しかし、核兵器（原爆）だけを廃絶しても安全な世界にはなりません。それは、原爆と原発から放出される放射線の危険性は同じであり、原爆被爆者も原発被曝者も同じ苦しみの中にあるからです。

　問題は、「低線量放射線の危険性」が隠ぺいされ、だまされ続けているために、世界中の人たちに放射線についての共通認識が全くないことです。放射線の危険性は原爆と原発が同じであることを共通認識とし、「すべての核」の利用を廃絶するために、本書をご活用ください。

　　　　　　　　　2009 年 10 月 23 日 PKO 法「雑則」を広める会
　原子炉から半径 160 キロの乳がん発生率：『死にいたる虚構』の著者、M・グールド氏は、同氏の『内部の敵』（肥田舜太郎他訳、1998）で、全米の原子炉から 100 マイル（約 160km）以内の地域と、原子炉のない地域とを比べて、乳がんの発生率に大きな違いがあることを発見しました。

　肥田医師が同じように日本で調べたところ、日本全土が 160km の円の中に入ってしまって、比較することができなかったそうです（肥田舜太郎他著『内部被曝の脅威』

2005)。

　アメリカ本土の約20分の1の面積しかない日本には、現在54基の原発があり、アメリカは103基です。面積で比べると、日本はアメリカの約11倍もの原発を抱えた"原発の超過密国家"になります。しかし、日本では地球温暖化問題を理由に、原発を1.4倍に増設すると計画されています。このような現状に無関心でいることは、子供たち、未来の世代に対して、さらなる放射線被曝を強要する加害者になることを意味します。

そしてこの報告の最後に

東京新聞2007年4月27日の記事

　原子炉閉鎖で乳児死亡率激減最大で54.1％マイナスとアメリカの研究機関が発表していると掲載している。

　更に原発の危険性について知りたい人は、船瀬俊介氏の原発関係の本を読んでみるとよいと思う。

◇危険な原発ばかり、しかも新規建設をAPECは促進

　2010年6月10日の東京新聞は次のように伝えてる。アジア太平洋経済協力会議（APEC）のエネルギー相会合で地球温暖化対策に関連して、二酸化炭素削減に直結するエネルギー源として「原子力発電所の新規建設を促進する」との文言を盛り込んだ共同声明を同日夕、採択する見通し。

　今までの原発だけでも恐ろしい状態なのに、さらに原発を促進するという危うい現状。その現状を見ると秋月博士の訴えが多くの人に広まってほしい。

　チェルノブイリのような原発での被曝にも秋月博士の考えに

基づいた対策が効果があるのではないか。秋月博士の体験したことを多くの人に知らせる必要がある。

　稼働している原子力発電所が予測してなかった活断層の上にあったり、それに加えて東電などの電力会社側の隠ぺい体質から、チェルノブイリのような事故は起こらないとは言い切れない状況になっている。さらに柏崎原子力発電所下の活断層が、地震によって余りにも甘い見通しであることが判明してしまったように電力会社側に甘い対応をとってきた国の対応からも原子力発電所周辺の住民の方たちは、秋月博士の被爆を乗り切った体験から多くのことを学びとっておいたほうが良いし、国としても現実にある危機を回避する対策として、秋月博士の述べることを多くの人々に知らせていく義務と、起こりうる危機を回避するための放射能からの避難所の設置及びそこに玄米、味噌、海草の放射能被害を減少させる物品の用意をすることが求められると思う。

　秋月博士が残してくれた『死の同心円』の著作物は絶版になってしまっているが再び出版されることを願いたい。（講談社版は絶版になったが長崎文献社がその後復刻した。）

◇チェルノブイリ以後ヨーロッパで味噌の需要が増えた
　この、秋月博士の原爆被爆時の記事を読んだヨーロッパの人の間で、味噌が放射能に対して良い効果をもたらすというので、チェルノブイリ以後ヨーロッパで味噌の需要が増えたという。

　平成15年2月3日付けの東京新聞は、八丁味噌という記事の中で、「ここ数年顕著なのが欧米からの注文。マクロビオティック（自然食中心の食事法）を実践している欧米人が有機

大豆を使った八丁味噌を味噌汁にして飲んでいるのだ。現在、ドイツ、スペイン、フランス、アメリカを中心に年間30トンを輸出している。」

また、ノンフィクション作家の島村菜津さんは、『クロアチアの味噌汁』という標題で、クロアチアの食事情をレポートしているが、この中にも

> 驚くほど、日本食の材料が手に入った。未精白の穀物や、野菜を中心に陰（体を冷やす食物）と陽（体を温める食物）のバランスを考えた食事法のマクロビオティックの店には、のりに味噌、しょうゆ、豆腐、わかめ、シイタケがそれぞれ数種類そろっていた。世界中がすしブームなのはいいが、どうもすし以外にもう一つ進展しないと思い込んでいたら、日本人のあずかり知らないところで、こうして、日常的に日本食に親しんでいる人が増えていたのだ。

"食後の会話の中でクロアチアの女性が「日本食は世界で一番身体にいい食事ってことで人気なのよ」とまで言ってくれた"という。記事がある。（平成15年6月16日、東京新聞）

さらに、同6月18日の同新聞では、『味噌汁効果　乳がん抑制　1日3杯以上　発生率半減』という見出しで、厚生労働省研究班（班長は、国立ガン研究センター臨床疫学研究部長）がまとめ、18日付の米国立ガン研究所雑誌で発表したという。

"大豆に含まれるイソフラボンという成分の働きと考えられ、摂取量が多いほど乳がん予防効果が高い傾向があった。"

"研究班は岩手、秋田、長野、沖縄の4県の40歳から

59歳の女性約2万人を、10年間追跡調査し、大豆製品と乳がん発生率との関係を調べた。その結果、味噌汁の摂取量と乳がんの発生の間には、相関関係がみられ、1日1杯以下の人に比べ2杯飲む人は26％、3杯以上の人は40％も発生率が減少していた。"

と報告されている。

対放射能ということだけでなく、日常の大事な栄養補給、健康管理のためとしても、味噌汁の効用を、秋月博士は、熱心に解き明かしている。

クリエー出版という良心的な地方出版社は秋月博士のこの話を、『体質と食物』という小冊子にまとめている。

この小冊子は60ページほどであるが、秋月博士の味噌汁の良さを多くの人に知ってもらいたいという熱意が凝縮されている。

> 本当に私は、自分の生命を賭けて医学をした。今、味噌汁にたどりついた。毎朝の味噌汁である。これが健・不健の鍵と思う。
>
> 道は爾きにあり、之を遠きに求む。道は易きにあり、之を難きに求む、という。道は近きにあり、須臾も離るべからず、離るべきは道に非ず、という。人生の鍵はそこにある。

秋月博士は毎朝の味噌汁、これが健・不健の鍵と思った。一方私筆者は、自分なりに味噌汁以外にもう一つやっていることがある。それは葛湯に梅肉エキスを溶いたものを朝の飲物として飲み続けている。

◇葛湯も良いと思う

　葛は昔から漢方では葛根湯に用いられているように、効能が知られている。

　この葛湯に梅肉エキスを溶かすようにして飲むことにより、朝ののどの渇きが癒され、また整腸殺菌作用の梅肉エキス及び葛の持つ整腸作用が腸の働きを健やかにしてくれる。
この良いものを摂っていると意識することがさらに健康を押上げてくれるものと期待している。

　2005年11月に結婚し、皇室を離れた紀宮様、黒田清子さんも、ニュースによれば結婚式前日は、皇后陛下の作られた葛湯を飲まれたという。皇后も母親から体に良いものとして葛湯を飲むという習慣を受け継いできたのであろう。

　その日の朝日、読売、毎日の3誌を調べてみると、それぞれ微妙にニュアンスは違うけれどもこのことにふれている。

　朝日新聞「前日、紀宮さまは、新居に運ぶ荷物を出したり、式次第の確認をしたりして過ごした。急に冷え込んだのを心配した皇后さまが、紀宮さまに温かい葛湯や生姜湯を飲ませたという」

　読売新聞「前日の14日、紀宮さまは、終日、皇后さまと一緒に新居に運ぶ荷物を出したり、結婚式の式次第をチェックしたりされた。皇后さまは紀宮さまの疲れを心配し、温かい葛湯やショウガ湯を飲ませるなどして気遣われたという」

　毎日新聞「結婚式の前日の14日、皇后さまは、急に寒くなったために、紀宮さまに温かい葛湯や生姜湯を飲ませるなどして紀宮さまの体調を気遣った」

結婚式前日お二人の間には、さだまさし氏が、嫁ぐ日の母と娘の心境を歌った『秋桜』のような情景が展開されたのであろうか。

　さて、3誌の記事からは、葛湯が体を温める（朝日）疲れを癒す（読売）寒さから体調を守るというような効能が読み取れるようだ。

　確かに葛には、沢山の効能があるようである。

　また、この葛湯に大豆1粒位スプーンにとった梅肉エキスをといて飲む。

　小さいスプーン1杯の醤油を入れることもある。

　梅肉エキスそのものは、ものすごくすっぱい。しかし、葛湯に溶くことにより超すっぱい梅肉エキスもいかにも滋養がありそうな味に変わる。

　東城百合子さんは、その作り方及び効能については次のように述べている。

●梅肉エキス

　　青梅を、せとのおろし器でおろし、その絞り汁を、浅い鉢に入れて毎日日光に干しているとアメのようになります。ちょうど梅雨の頃ですから陽に干せない時は、せとびき鍋か、土なべに入れてとろ火にかけてゆっくりと水分を蒸発させていくと泡が立ってきます。この泡を木じゃくしでとり除きながら、かきまぜているとアメのようになります。

　　これを陶器かガラスの容器に流し込み密閉して保存しますと5年でも10年でも保存でき、古くなる程効くように

なります。飲むには大豆1粒か2粒位飲めば十分です。
　これは殺菌作用もあり、腸内の有効な細菌を育てますから、腸のいっさいの病気に効果があります。腹痛・胸やけ・下痢・便秘・高血圧・低血圧・心臓・腎臓・肝臓・糖尿病によく、子供のいる家では必ず常備してほしいものです。

　今まで、秋月博士について書き綴ってきた。永井博士の『長崎の鐘』の歌から秋月博士の『アンゼラスの鐘』へと話は移ってきた。この2人の関係について、秋月博士は「永井博士と私はもともと旧知である。かっては師弟であった」と述べている。ここで、2人の関係について、秋月博士が述べているところを見ていくと、2人の原爆に対しての考え方の違いも明らかになってくる。しばらくわき道にそれます。

◇被爆前の永井博士と秋月博士
　"永井先生と私は、相寄り、相離れ、対立しては協力するという不思議な因縁をたどってきた。"
　昭和15年6月、秋月博士は京都大学医学部内科を辞して、郷里の長崎に帰った。結核医を志していたので、長崎医科大学病院の放射線科に入局した。
　そのころ長崎医大放射線教室の部長は永井助教授が新任されたので、秋月博士は永井博士の最初の弟子であった。
　"永井先生はレントゲン科学者、医者、カトリック信者であるだけでなく、アララギ派の歌人としても、その心情と詩情に優れた人だった。ユーモアに富み、風貌の明るい先生は、いつのまにか銃後の街の中心的存在になった。

一方、私はその家族や身辺に肺結核の悲惨な姉妹を抱えていた。私自身も、今にも結核におかされそうな体質であった。その事実は私の性格を少しかたくなに、鋭くしていた。さらに私の仏教的人生観、浄土真宗の人生観、親鸞の生命観は、どこか私を虚無的・否定的な人格に形づくっているようだった。

　永井先生の外交的なカトリック的人類愛と私の内向的な仏教的人生観は、あまり合わなかったのである。

　私は、ただ結核医として放射線医学を勉学した。むしろ、永井先生の詩情と人類愛、隣人愛を白眼視する傾向さえあった。

　私は１年間、永井先生の門下で放射線医学を研鑽すると「さらに、博士号を目指して、研究するよう」と引き止める永井先生の忠告を退けた。そして仏教的人生観を近代医学によって生かした結核療養所の建設を、高原先生（有名な浄土真宗の信者でもあった）とともにしたいという最初の予定のコースに従って、医局生活をさっさとやめてしまった。"

その後高原医院で診察することになった秋月博士に対して永井博士は長崎医大病院放射線科教室で１人診療、治療、研究を続けた。

　戦争で街の医師は減っていき、２人はそれぞれ多忙をきわめた。そして秋月博士は肺結核と喘息に苦しみ、永井博士も喘息と白血病で苦しんだ。

　"昭和19年７月ごろ高原医院に浦上第一病院の岩永修道士が浦上第一病院の援助を顧みにきた。高原先生は有名な

浄土真宗の信者である。その先生にカトリック修道士が頼みにくるとは不思議であった。

「永井先生がご指導して下さるはずですが、先生はお忙しく、また大学から派遣される先生もほとんどすぐ辞められて、療養所は医師に困っています。そのため患者も少ないのです」

岩永修道士は、万策つきて高原先生に願った。宗教的療養所ということが、たとえ宗派は違っても高原先生をひきつけた。それは私にとっても同様だった。「結核の療養は科学だけではいけない。宗教的でなければ」——このことが、かつて永井先生に放射線科教室で対立した私を、未知の国にひとしい修道会経営の療養所に単身赴任させたのである。私は昭和19年9月のはじめ、浦上第一病院の医長として赴任した。それを聞いて、最も驚いたのは永井先生だった。

永井先生にとって、このカトリック修道院経営の唯一の療養所は、本当に自分の病院と言ってもよかった。その病院に、仏教信者として有名な高原先生をバックにして私が赴任してくるとは、意外というより、なにか因縁めいたものをおぼえた。他のどの医師が来たより驚いた。そして不適当だと思った。「あの陰気な、自我の強い、浄土真宗信者の秋月君が、カトリック修道会経営の病院で神父や修道士たちとやっていけるものか。たちまち衝突して、辞めるだろう」永井先生はこう思った。

戦争はもう末期的様相を呈していた。大学放射線科の永井先生も、浦上第一病院医長の私も、医務に多忙というだ

けでなかった。頻繁に襲来する敵機の防衛、昭和20年来激しくなった都市爆撃、ともう日本人の誰もが戦闘員の多忙さであった。

　永井先生と私は1,000メートル以内の距離にあった。活動範囲もほぼ同じだった。その間1年、ただ一度だけ会った。懐かしいような、こわいような気持ちであった。

　永井先生は、襦袢に、「志士仁人は身を殺して仁をなす」と筆で書いていた。X線透視を続けていくうちに、自分も生命を失うことを予感していたのである。

　「私もあの浦上第一病院の入院患者70人と一蓮託生です」こう私は永井先生に答えた。仏教信者の私が、カトリックの修道院で死ぬかもしれないということが、永井先生の胸を打った。"

だが、2人はそのまま簡単に別れた。

◇被爆後の永井博士と秋月博士

　"8月9日午前11時、永井先生は、大学病院で外来診療中であった。彼は大学を失い、放射線教室を全滅させ、さらに上野町の自宅を爆心地の近くで焼失し、最愛のみどり夫人をも失った。自らも側頭部の傷の出血が多量だった。包帯圧迫で出血を止めて彼は放射線科教室の責任者、大学病院の医者として看護婦を励まして救出に当った。しかし原爆の傷は外傷のみでない。永井先生はすでに造血組織を侵されて、3日目から出血が止まらなくなった。二次放射能を、死の灰から受けていたためである。

　彼は爆心地から10キロの三山町に疎開した。過労と放

射能障害で一時危篤にさえ陥ったが、体力と気力、信仰、そして三山町の水と空気と土によって、10月15日に三山を離れて上野町の旧宅跡に帰ってきた。

そこは爆心地から500メートル離れた傾斜地の丘の上だった。そこで壕舎生活が始まったのである。瓦礫の丘、赤煉瓦の天主堂の残骸の地に、生き残った信者、放射能障害をやっと耐えて髪のごっそり抜けた人、戦地から復員して独りぼっちで家族の死体の始末をしている人たちが、ともに祈り、ともに生活をして、永井先生を中心として集まったのである。

一方私は、浦上第一病院で被爆したが幸いに無傷であった。しかし永井先生とは、1キロあまり隔たってそれぞれの仕事を放射能にまみれて行ないながら、相会う機会はなかった。

そして、5カ月ぶりの再会だった。

「この小さな、泥にまみれた貧相な男のどこに、救済のエネルギーがあるのか」永井先生は不思議そうに見た。ブルダン神父にとっても「カトリック信者でもない秋月医師が」と不可解のようだった。

永井先生はその後2、3回訪れた。彼は秋深い原子野に、小さい板を立てかけた小屋で、誠一君、茅野君の2人のいたいけな子供と3人で生活した。先生は彼自身の肉体が蝕まれ、衰弱するにつれて、つまり慢性白血病の進行と反比例して、被爆地の燈火になりつつあった。信仰的にも人間的にも、永井先生は浦上の信徒が戦後復興する中心となった。その文才、詩情、心情、絵心、そういったものが彼の

肉体の衰えとは逆に、はなやかに開花していった。

だが、この時には、そういうことは、永井先生も私もまだ予知しない。２人ともあくまで続く苦悩の日々を、苦悩の人びとと生活しなければならなかった。

◇被爆１年後秋月博士は、たった１人診察室にいた

原爆投下から１年後の同日、秋月博士は、「たった１人診察室にいて、誰とも接触がなく、ただ呼吸だけをしていることが、またとない幸せに思われた」と述懐している。

あの何もかも破壊しつくし、殺戮し尽くした原爆。その何も無い中で、押寄せる被爆者たちの治療にあたった激動の日々。それに比べて何と１年後の今日は静かな１日なのだろうと、昨年の激動と、今の一人きりの静寂をおもう短歌を一首つくった。

"ひときわに、幾万の生命焼きつくす

　　　　　今年の今日の静かなるかも

苦しかった昨年の今日１日。そして、それから１日１日を生き、耐え抜いた自分をはじめ、周囲の人々の生きる尊さが、この静けさにしみじみ思われた。

午後になって、野口神学生や婦長たちが帰ってきた。

「浦上天主堂で行なわれたミサと慰霊祭は、盛大でした。みな涙を流しました。とくに永井先生の慰霊祭文の朗読には、信者全部泣きました」「しまいには永井先生も泣きなさった。みんな、声をあげて泣いたよ」「先生も来なさるとよかった」「中田神父さんも、先生に来て欲しいと言っていましたよ」

幾千と集まった浦上の信者の、死者追悼のミサに出なかったのを私は残念だとは思わない。幾千人の前で、読みあげる慰霊祭文を聞きたいとも思わなかった。私は、永井先生の「神は、天主は浦上の人を愛しているがゆえに浦上に原爆を落下した。浦上の人びとは天主から最も愛されているから、何度でも苦しまねばならぬ」といった考え方にはついていけないものを持っている。

　昭和21年8月9日。この日私は終日、土と夏草と空を見て日を過ごした。

　「今年の今日の静かなるかも」口の中で、繰り返し繰り返しつぶやいた。

　これが、私の精いっぱいの祈りであった。それ以上、正直のところ、祈る気にはなれなかった。"

◇被爆映画祭

　2007年6月『被爆者の声をうけつぐ映画祭』——被爆者は預言者・人類の宝——と銘打って作家の井上ひさしさん、映画監督の新藤兼人さんたちが呼びかけ人となって明治大学で映画祭が催された。

　『映像で"夏の日の記憶"をつなぐ人間の憎悪と恐怖が作り出した巨大な炎に、突然焼かれた被爆者たち。パンドラの箱から飛び出した放射線は、62年を経た今も被爆者を苦しめている。

　日本映画は、ヒロシマ・ナガサキをどのように記録し描いてきたのだろうか。

　劇映画、記録映画、アニメーション、150本を超える作品群

の中から珠玉の19作品を連続上映。被爆体験を集団の記憶とし、核兵器廃絶の願いを受け継ぐために』

　上映作品は1946年／広島長崎における原子爆弾の影響　1952年／原爆の子　1954年／ゴジラ　1956年／生きていてよかった　1966年／愛と死の記録　1975年／歩く　1976年／はだしのゲン（第1話）　1978年／ピカドン　1982年／にんげんをかえせ　1983年／おこりじぞう、せんせい　1989年／黒い雨　1990年／ビキニの海は忘れない　1991年／八月の狂詩曲（ラプソディ）　1993年／つるにのって　2003年／ヒバクシャ世界の終わりに　2004年／父と暮らせば

　そして2005年の作品として虫プロダクションのアニメ『NAGASAKI 1945 アンゼラスの鐘』が上映された。（有原誠治監督作品）

　「ナガサキ、1945年8月9日、浦上第一病院に勤務する医師、秋月辰一郎は自らも被爆しながら必死の医療活動を続けていた。残されていた医薬品はごくわずか、原因不明の死を遂げる患者たち。治療は困難を極めたが、秋月は決して諦めることはなかった。そして明らかになった放射線による死の同心円。被爆後60年、時代を担う世界の人々へ贈られた、実在した医師の物語」と映画祭のパンフレットには記されていた。

◇「アンゼラスの鐘」縁結ぶ、米高校生が秋月すが子さんと対面
　2010年8月9日の長崎新聞は上のような見出しで伝えている。

　「アンゼラスの鐘」の米国での上映をきっかけに来日したニューヨークの高校生らが8日、秋月さんの妻、すが子さん(91)

と長崎市内で初対面した。

中学時代に平和学習で見た「アンゼラスの鐘」に感銘を受け、核問題に関心を持つようになったというウィルソン君（16歳）らは「映画にどんな感想を持ったか」などと熱心に質問。

被爆時、同病院の看護師で、秋月さんとともに被爆者の救護に奔走したすが子さんは「あのころは、私も一生懸命だった」などと秋月さんとの思い出を交えながら振り返り、「もう絶対に核を使ってはいけない。そのことだけはずっと言い伝えていきたい」と話した。

映画は被爆60周年の2005年、長崎市民の募金などで制作。英訳され、米国の学校や国連でも上映されている。すが子さんによると、映画を見た米国人の訪問を受けたのは初めて。すが子さんは取材に「ありがたい。帰国したら、（被爆地で感じたことなどを）伝え続けてほしい」と希望を託した。（下釜智）

秋月式食事療法で被爆を受けながらも91歳でお元気な妻すが子さん。すが子さんは、まさに原爆の悲惨さと、秋月式食事療法の正しさを伝える伝道師であると言える。

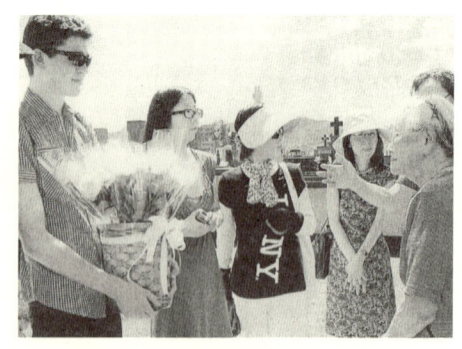

一番右がすが子さん

◇秋月先生著『体質と食物』より味噌汁の効用

この『体質と食物』という小冊子で秋月先生が言いたかったのは病気になってから症状を無くすための薬、手術等の対症療

法に頼るのでなく、ふだんから病気にならない体質、病気になっても軽くて済む体質にすることが大切であり、そのような体質にするためには日常の食物が大事、その日常の食物の中心の要になっているのは味噌、味噌汁であるということを熱心に訴えている。

そしてそのままでは消化の悪い大豆を味噌という発酵食品として消化しやすいものにしたばかりでなく、味噌の中の多種類の有用な細菌が他の麦飯その他の1日に摂取する他の食品の消化を助けるという役割までしてくれていると言って味噌を作りあげてきた日本人の先人の英知に感謝している。

> "幼少の頃から卵・牛乳・肉類を、ありがたがって偏食してきた。その結果がこの虚弱さと、結核の発病であった。だから私は栄養学というものを、あまり信用しなかった。
>
> 栄養学をそのまま鵜呑みにするのは危険で、虚弱体質の人びとには、栄養学信奉者が多いのである。(中略)

隠れたロングセラー84万部を売っている『自然療法』を書いた東城百合子さんも栄養士だったが結核になってそれまでの栄養学に基づく食事を反省している。

> 大豆はそのまま煮ては消化が少し困難な食物である。それを味噌・醤油まで進めて、消化し易いものとしたのは、日本の風土であり、日本人の知恵である。
>
> 病床に伏した当時、味噌汁に対してそれほど信念と知識があったわけではない。ただ私は医学に絶望して、最初から食生活をやり直そうとした。そのため玄米食・野菜食・味噌汁から出発した。ことに揚げ豆腐とわかめとを実とした味噌汁は、日本人の本当の要の食品であると確信した。

（中略）

　病弱であったが、わかめと揚げを実とした味噌汁が私の身体の要であるから、自分の病巣は悪化しないという確信があった。また事実その通りでもあった。

　昭和20年8月9日の原子爆弾は長崎市内を大半灰燼にし、数万の人々を殺した。爆心地より1.8キロメートルの私の病院は、死の灰の中に、廃墟として残った。私と私の病院の仲間は、焼け出された患者を治療しながら働き続けた。

　私たちの病院は、長崎市の味噌・醤油の倉庫にもなっていた。玄米と味噌は豊富であった。さらにわかめもたくさん保存していたのである。

　その時私と一緒に、患者の救助、付近の人びとの治療に当たった従業員に、いわゆる原爆症が出ないのは、その原因の一つは、「わかめの味噌汁」であったと私は確信している。（中略）

　アメリカで実験されたことであるが、鼠を飼育してその飼料に脂肪を全然入れない一群、榧の油を5％混じた場合、さらに榧の油を20％混じた場合、この三群に分けて致死量の放射能を照射した。その結果、榧の油の全然入っていない飼料の鼠はほとんど死亡した。脂肪の入った飼料の鼠は、5％、20％の場合も死亡は3分の1に減っている。

　味噌は鼠にとって適当な食物でないから大豆でもよいと思う。人間にとって、日本人にとって、味噌は特に良質の油脂とミネラルの供給源であるから、私たちの放射能の害を一部防禦してくれたのである。この一部の防禦が人間の

生死の境において極めて重要なのである。(中略)

たくさんの患者に新しい医学を施しながらも、私は体質という大きな問題から離れなかった。やはり人間の体質を改造しなければ、新薬や手術だけではどうにもならないのではないか。いや、新薬や手術が効果のある体質にならねばならないのではないか。こう考えつつ患者を治療してきた。疾病が軽症ですむか、重症になるか、また治癒するかどうか。全く体質によるのである。その人の生まれながらの体質と、一日一日作り上げていく体質によるのである。

私は味噌汁を食生活の要において、それで体質を観察している。が、医学の現状はそうではない。牛乳論が活発であったり、鶏卵、トマトジュースとかが栄養品の如く喧伝されている。味噌汁が栄養品として、軽んじられている。

子供たちがよく病気がちな家庭、あるいは奥さんが始終「あそこがわるい、ここがわるい」と訴える人に、「味噌汁は毎朝食べますか」と問うと、「さあ別に」と味噌汁なんか極めて冷淡に考えている。味噌汁を食べない理由に、味噌汁は嫌いだというのは極めて少ない。やはり味噌汁を軽視して、牛乳・バター・鶏卵を栄養品と考えて、味噌汁は大したものではないと思っている。そしてこのことは、知識人・文化人と称する人びと、比較的よい生活の人びとに案外多い。しかし、毎日欠かさず味噌汁を食べていると、体質がいつの間にか、病気に負けない体質になっているのである。(中略)

味噌の材料の大豆は、畑の肉といわれるくらい蛋白源として優秀なものである。大豆は蛋白質36％、脂肪17％を

含んでいる。ところが大豆は、それをそのまま煮ても焼いても消化が困難である。大豆が生化学的に、もう一段階変化して人間に消化しやすい蛋白・脂肪と変わる。味噌、納豆、豆腐などがそれである。

　人間に毎日必要な蛋白質は少なくとも60グラムと計算されている。朝、味噌汁1杯は4グラムくらいの蛋白質である。「なあんだ、たった4グラムか」と軽く考えてはいけない。それに豆腐を入れると、9グラムか10グラムの蛋白質となる。毎朝欠かさず、かならず10グラムの蛋白質が規則的に摂取される。これは実に偉大なる先人からの遺産である。

　植物性蛋白は劣るという声に対しては、医学的に述べると、動物性蛋白の摂りすぎは腎の血管の過負荷、発育・栄養消化・抵抗力の不良、その分解産物が腎の過重になる。腸内で腐敗して有害産物を発生し、心臓血管、脳神経を害する。実際的に言うと、中毒を来たす。またアレルギー体質となり、ある種のアレルゲンでありうる。また血中体液の中で酸性となり、アチドージス体質となる。事実、動物性蛋白をよく食べる子に、アチドージスの体質の子が多い。殊に米飯に卵・魚肉・牛肉を食べる子にアレルギー体質、アチドージスが多い。味噌汁にはこの害がないのみでなく、動物蛋白の腸内腐敗を処理してくれる。凍豆腐の味噌汁、麩の味噌汁は、先祖が残した私たちの身体にいちばん無理のない蛋白源である。

　成分上、味噌の中には細菌の多種類がある。大腸内での消化吸収は、人間の消化液にもよるが、むしろ細菌属の分

解醗酵にその影響をこうむっている。日本人は穀菜食であるために、大腸の働きがその人の消化能力になっているといっても過言ではない。大腸では、セルローズ（繊維素）を消化し、ミネラルも吸収される。すなわち、日本人では繊維素の消化能力がその人の健康度ということである。それが腸内、特に大腸内細菌の働きである。それに味噌の菌類も関与するのである。味噌そのものの栄養価値も、先に述べたごとく、蛋白質・脂肪・ミネラルを含んでいる。しかしこの菌類による、他の食品の消化を助けるという意義がさらに大であることを忘れてはならない。

　味噌汁はこの他の食品の消化を助けるという意味において鶏卵・バターの類にはるかに抜きんでている。1杯の空腹時の温かい味噌汁は、麦飯その他1日に摂取する食品のすべてを消化してくれるのである。ここに味噌汁の神秘性がある。

　ロシアの碩学メチニコフは腸内の腐敗を防ぐことが不老長生の方法であるとして、乳酸菌を毎日服用することを奨めた。このことはまことに卓見である。味噌の中にこの乳酸菌の種が多種多数あることは事実である。味噌の中の種々の乳酸菌は醸造学上、重要であり、研究も進歩している。が、医学的にはまだあまり研究されていない。腸内の腐敗を防ぎ、消化を有効ならしめる。

　西欧では、牛乳、酪農製品の乳酸菌の発生したものを食べる。日本では味噌である。これは風土の相違である。
以上が『体質と食物』で皆さんに知ってもらいたかった味噌汁の効用である。

◇天国の秋月先生　うれしいニュースです

　次の二つがその嬉しいニュースです。
（1）国会議員の先生が理解を示してくれました

　秋月博士の被爆体験と秋月式栄養学について高橋がまとめた文章をマクロビオティックに理解のある衆議院議員の先生に東日本大震災の後に送りました。

　福島原発の被曝放射能から身を守るために秋月式栄養学が役立つのではないかと思ってお送りしたのです。それに対して国会議員の先生からハガキで丁寧にこの上もないうれしいお言葉をいただいたことです。

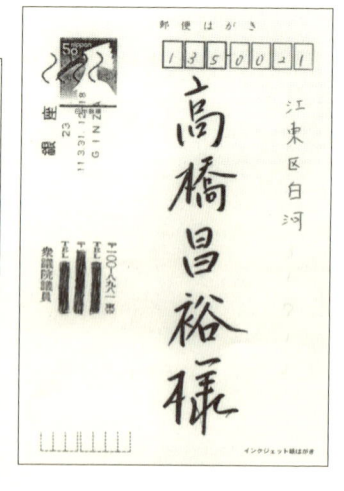

　その内容はわかりやすく理解できるという、おほめのお言葉でした。

　そしてうれしいニュースの二つ目は
（2）秋月博士の味噌の話が多くの雑誌に取上げられていることです。

朝日新聞社『アエラ』、毎日新聞社『サンデー毎日』、講談社の『セオリー』と大手出版社の雑誌に秋月博士の主張を裏付ける研究の話があいついで掲載されたことです。

　広島大学原爆放射線医学研究所の渡邊敦光名誉教授が、味噌の放射線防御効果を研究したのです。そして秋月博士の主張されている味噌が放射能の害を防御するということをマウスを使った実験ですが実証してくれたのです。

　『セオリー』『アエラ』に書かれたその実験に至った経過と実験の結果は次のようでした。

　イギリスのパターソンがん研究所で放射線の防護学を学んで帰国したところ当時の教授から味噌を調べてほしいと依頼を受け、「味噌にそんな効果があるのかなー」と半信半疑で実験を始めたそうです。ところが実験を重ねていくと本当に味噌がいいというデータが出たので驚いたそうです。

　マウスを使った実験を繰り返し、味噌の放射性物質に対する効果を研究し、外部被曝、内部被曝ともに防護効果があることを確認しています。

　　10％の味噌を加えた餌と、そうでない餌を1週間マウスに与え、強い放射線を浴びせた。3日半後に消化器官で最も放射線への感受性が高い小腸を調べると、味噌を含んだ餌を食べたマウスだけに小腸の細胞の再生が見られた。

　　また原医研では、1週間味噌を食べさせたマウスにヨウ素131とセシウム137を投与し、強い放射線を照射する実験もしている。血液中のヨウ素は6時間で大幅に減少。セシウムは普通の餌を投与したマウスと違いはなかったが、雌の筋肉では3日後に減少した。

渡邊さんは味噌の産地や素材を変えた実験もしている。唯一差が出たのは、熟成期間の違いだった。「熟成期間が長い味噌を食べたマウスほど、小腸の傷も少なく、生存日数も増加した。熟成段階で生まれるメラノイジンという物質が、放射線防護効果がある　…成分の一つかもしれません」

　メラノイジンはアミノ酸と糖質が結合してできる物質だ。強い抗酸化作用も持っている。（中略）

　だが、放射線の照射直後に味噌を与えた場合は効果が見られなかった。渡邊教授はこう話す。「防護効果を高めるには、日頃から味噌を食べていることが重要です。一日２杯の味噌汁を飲んでほしい」

素晴らしいではないですか。まさに秋月先生が訴えていらっしゃったことがマウスの実験とはいえ実証されたのですから。

　以上天国の秋月先生に二つの嬉しいニュースをお伝えします。

デモへの参加

◇東北大地震、大津波、そして福島原発の暴走により原発安全神話の崩壊

　福島原発の事故半年前に書いていた原発の安全性に対する危惧が現実のものとなってしまった。

　恐れていた東海大地震による浜岡原発の暴走でなく福島の原発の事故である。

　想定していた地震の規模、津波の高さは思いもよらない大規模なもので福島原発は暴走をはじめた。地震後1か月たっても収束の兆しが見えず、とうとうチエルノブイリと同じ"レベル7"に危険性の指標が引き上げられてしまった。

◇4月10日浜岡原発すぐ止めて！のデモに参加した。

　デモ参加は東京新聞の記事がきっかけだった。浜岡原発は運転停止をしても計画停電を行うような供給不足に陥ることはないという。東京新聞の記事の見出しでは"供給過多「原発なしでまかなえる」"とある。

　なぜそのような状況なのに浜岡原発を停止しないのか。怒りをもって集まった人々は2,500人を超えたという。

　そして芝公園ばかりでなく日本各地でデモの集会が有ったという。

　エジプトではインターネットはムバラク政権を倒すほどの大きな力になった。

　それと同じようにインターネットの力が浜岡原発を止める大きなうねりになることを願うばかりである。

◇4月10日浜岡原発すぐ止めて！のデモで福島みずほ議員とお話しした。

社民党の党首として、そしてテレビのコメンテーターとして八面六臂の活躍をされている福島みずほ議員が、芝公園から経済産業省、中部電力東京支社前、東電本社前、東京駅先の常盤橋公園までのデモに参加されていた。

青いスーツ姿で社民党の旗から離れたところを歩いていたから気づく人はいなかったようである。

国会で福島議員は、原子力安全の国の最高責任者である原子力安全委員長の斑目(まだらめ)氏に質問し、謝罪させた。こういうことである。かつて浜岡原発運転差止訴訟で、被告中部電力の証人として証言台に立ち、「非常用ディーゼル発電機2台が同時に動かないという事態は想定しない」「割り切りだ」と発言した斑目氏に対して福島原発の事故後、福島みずほ議員が国会でこのときのことを質問した。斑目氏は、「割り切り方を間違えた」「個人的に謝罪する」と述べました。

原子力安全委員長の実態は、国の審査やお墨付きがいかにあてにならないものかを表しています。

●すべての原発をすみやかに廃炉に！脱原発へ！

同じ惨劇を繰り返すわけにはいきません。もう原発はたくさんです。福島原発の大事故を契機として政府にエネルギー政策の根本的転換を迫り、全ての原発をすみやかに廃炉にしましょう！

デモのチラシ"福島老朽原発を考える会（フクロウの会）"のチラシにはこう書かれていた。

福島議員が、今後国会で浜岡原発停止の活動をされることが

期待される。

　浜岡原発が東海地震で事故を起こしたら、福島事故半年前に筆者が、原発に詳しい人の文章を引用して書いた恐ろしい事態になることを多くの人が認識すべきである。(その後菅総理が中部電力に浜岡原発の即時停止を要請5月10日に中部電力社長が停止受託の表明をした。筆者)

「原爆を越えて」平賀佐和子さん

◇広島の被爆者　平賀佐和子さんの体験から

平賀佐和子さん略歴

 1936年　広島市に生まれる。
 1945年〜1955年　山口県光市小周防にて生活する。
 1959年　広島大学教育学部卒業。
 1959年〜1963年　私立比治山学園に奉職。
 1960年10月　桜沢如一先生の講演を聞き、食養に励む。
 1968年　食養研究会　皆実ＣＩを設立。
 1976年10月〜1979年7月　中国新聞夕刊に『自然食アラカルト』を連載。
 1984年1月〜12月　中国新聞朝刊に『私の食養料理』を連載。
 1985年〜1995年3月　私立進徳女子高等学校非常勤講師。

白馬マクロビオティックセミナー 1990年8月

というのが略歴であるが、この中で注目されるのは被爆した体験から大学時代物理学を専攻されている。放射能を浴びているので原子物理学をやりたいと思われていた。結果的に原子物理学の分野には行かなかったが、放射能について一生懸命勉強された。

子供を7人

　私が今ここにいるということが非常に大切なことだろうと思います。私は数えで10歳の時、今でいえば小学校の3年生、満で9歳の時に広島で原爆にあいました。その時に死んでいれば、ここにいないわけですね。本当に何百分の1秒というような非常に短い時間に気が付いたばっかりに、かろうじて九死に

一生を得ました。被爆45年といいますからそれから45年生き延びたわけです。(高橋注、平賀先生は2011年7月現在でも元気に活躍されている。7月23日には広島から東京に来て講演をされた。ここに掲載させていただいたのは1990年の8月の講義であって1945年の被爆時から45年が経過していました。)

　私がそこで死んでいれば子供の7人はいなかったんですけど、7人も子供を生みました。このたびもそのうちの2人を連れてきております。長女と5番目です。長女というのが2番目です。そして5番目の女の子と2人、大きくして連れてきておりますから、子育ての面においても見ていただいたら、いいんじゃないかと思うんです。

　今チェルノブイリの問題もありますように、被爆をしますと遺伝的な問題とか、いろいろなことがあって、不安を生じますので、私は結婚はできないなと思っていたんです。そういうようなことから非常に暗い青春を送ったわけですけれども、現在はこのように明るく毎日が楽しくってしょうがないんです。人がなんで暗い顔をしてなやんでいるのかなと不思議でかなわないんですね。毎日が忙しくて、楽しくて非常に嬉しくてしょうがないんです。桜沢如一先生の本を読むと「タノシイ、タノシイ、ウレシイ、ウレシイ」と、そういうところがカタカナで書かれていますね。それがやっと最近本当に楽しいなと思うようになったんです。

　そりゃ子供7人育てている時は苦しいことも沢山ありましたけれど、もう1、2年もすると左うちわになるだろうと思うんですね。学資としていっぱい貯金してありますからだから私の一生はもう極楽ですね、この間も娘がパッと20万円くれまし

たよ。この7倍って言えば…（笑）そう思いますね。そのように非常に楽しい人生がこれから待ち受けていますので、とても嬉しくて仕方がないんです。

『新しき世界へ』（日本ＣＩ協会の機関誌、現在名『マクロビオティック』）に「原爆を越えて玄米児7人の母」と堂々と書いてくださったのが今から13年前のことですから、1977年に日本ＣＩ協会でお話させていただいたんですね。末の子が今14歳ですから1歳か、2歳ぐらいの時、子育ての最中に話に来たんです。それ以後は生まれていません。1番上が29歳1番下が14歳です。4人の男の子と3人の女の子を生んだのです。

私の原爆以後の生活はたった1時間では言い尽くせません。「原爆を越えて」ということでありますから、その楽しいところは今見ていただいた分これで証明できますね。その前の苦しかったところですが、あまり湿っぽく話したくないんですけど原爆ってなんだろうって皆さん思われることでしょう。私が原爆を受けた時の話を聞きたいという人が多いんですね。このたびモスクワから私に来てくれというんです。私は今こんなに楽しいからあまり話すことはないんですけど、手放しに楽しいとか、うれしいとか言っていたのでは罰が当たる。そこの陰には（陰と言ってはいけないのだけれど）桜沢先生がいらしたわけですね。それで私の人生がガラッと変わったのです。桜沢に出会わなかったらとても悲惨な人生を送っていたんでしょうね。

6,000度の高温

原爆とはなんだろう、そこを少し説明してみたいと思います。昭和20年の8月6日、午前8時15分、広島に原爆が投下され

ました。爆心直下では 6,000 度。いま夏の 34、5 度でも暑い暑いと言っている広島なども猛暑ですけれども東京でも暑いですね。そんな温度じゃないんです。600 メートル離れたところで 2,000 度の高温を瞬間的に発したんですね。熱線による火傷、爆風圧、火災、放射線障害などにより 40 万人が被災した。20 万人あまりが犠牲となった。昭和 20 年の 8 月 6 日に原爆が投下されて 12 月までに 13 万人ほどが死んでいるんです。ずいぶん死んでいますね。被爆した人が 40 万人を突破している。私もその 1 人なんです。どこで被爆したかというと 2 キロの地点です。とても近いんです。その前の晩だけでも夜中に何回も空襲警報が発令されたんです。そのたびに庭に防空壕がほってあるんですけれどもその中に逃げ込むんです。(中略) しばらくしたら警戒警報解除というのでまた飛んで行ったんです。

　今度こそ原爆にあいに行ったようなものでした。学校でみんなでマリつきをしていたんですが、独特のうなりのする爆撃機、B29 が来たんです。

　私はちょうどマリつきが自分の番でなかったので、どこにいるのだろうと捜していたらそれらしき物を見つけたんです。で、ジーッと見ていたら飛行機が止まっているんですよ。一点にしか見えないんですが、どうも動かないんですね。その時がどうやら飛行機が下降していた時だったんでしょう。資料を最近見ましたら、だいぶ下のほうまで降りてきているんですね。いったん 1,500 メートルから 1,600 メートルで、軽くマグネシウムをつけたんでしょうね。花火の先につけるような感じで火をつけたんでしょう。それが降りてきて飛行機は逃げたんです。その間が 6、7 秒と書いてあります。爆弾は 577 メートルという

からあまり高くないです。約600メートルあたりで大爆発をしているんです。飛行機も逃げなくちゃならないから、あの瞬間だろうと思うのです。

太陽の中へ

飛行機はたしかに見たのですが、それからというものは太陽の中に入ったみたいで、よく表現できないのですが、全部が光ったんです。太陽の中に自分も入ったようで、熱いという感覚さえ無かったです。パーっと光って全体の中に包まれて気を失ってしまいました。

「ピカドン」と言いますけど、ピカっと光っているのは見たんですが、ドンなんていうのは私は聞いていないんです。資料を見たら近い市内ではドンという音を聞いた者はいないんだそうです。20キロ、30キロのあたりとか、山口県の60キロあたりでドンという音を聞いているんです。市内にいた者は聞いてないんです。私は確かに聞いてないな、いや聞いたんだろうか、無意識のうちに死んでしまったところで聞いていたのかなあと思ったりしたんです。

「ピカドン」と言っても遠くの人が付けた名前―なんでしょうね。

原爆の中心の温度は11,000度といいます。太陽の表面温度が6,000度ですから、だいたい太陽のようなものですね。太陽が落ちてきたようなものです。ですから、直下にいた人は蒸発しているんです。もう無くなってしまっている。原爆資料館に行きましたら石に座っている人の影だけがあります。6,000度という温度ですから蒸発しますね。それに爆風というのがひどいですから、直撃の放射熱を受けて火傷をした人でも、その爆

風で皮フがはがれるんです。ブラーッと皮フがぶら下がるんです。私はそうでもなかったんですね。右側の手の出ているところが全部バーッと焼けて、顔は見ていたから全部焼けて、髪の毛もマツゲもみごとに焼けて……でも目は焼けてない。不思議ですねえ。私は目が焼けてもしようがなかったと思って、いつもありがたいなあと思うのです。瞬間的に目をつむったんでしょうね。

爆風で吹き飛ばされる

　当時、学校は兵隊さんが使っていましたから、生徒たちは2、30人ずつに分かれて、先生1人に手旗信号を習ったりしてあちこちに分散していたんです。ここに門があってこのあたりで遊んでいたのが、爆風でワラ屋根の中2階のようなところにポーンと飛ばされたんです。私だけじゃなくてそんな人は多いんですよ。私以外でも1人か、2人ここに吹き上げられていたんです。ここの下で勉強をするんですから誰もこんなところに上がった人はいないんです。これは完全に立っているわけではなく、斜めになっていたか、それははっきり分かりませんよ。ジーッと観察してから逃げるなんてことはないですから。私が気がついた時は、くちゃくちゃになってこのワラ屋根も燃えていたんです。私は熱いので気がついたんです。柱などが倒れかかって動けないから、「誰か助けて」と気違いのようになって言ったんです。誰か分からないけど神様が、友達の神様が動かしてくれたんです。それはいまだに誰か分からない。その人が助かっているかどうかも分からない。ほとんどが死んだんですから。気がつかなかった人はもちろん、火災でも死んでいます。下敷になっても死んでいます。

私はここを降りる時、真っ赤に焼けたトタンの上を転げ落ちたんです。とにかく小さいから手マリみたいに、骨折もしないで。だから足の裏も大火傷。出ているところの頭、髪、マツゲは全部直射で焼けたんだと思うんです。モンペが10センチほどぶら下がっていただけ。黒いものは全部焼け落ちていたんです。白いシャツは焼け焦げてあちこちひっついていたんです。それで火の中をくぐり抜けるようにして飛んで帰りました。そこはちょうど爆心から2キロの地点ですけれども、私の家まで走って帰ったのです。(中略)モンペが10センチだけぶら下がっている私の姿を見てびっくりして、「熱い、熱い」と言う私にポンプで水を頭からかけてくれました。白い服がべちゃつくので、もう破るしかない、それを脱がすなんてとても……。火傷っていうのはすぐ水ぶくれになりますね。私が帰った時はもうとても脱がせられなかった。色が焦げ茶のようになって帰ったらしいです。シャツを破って私に水をジャアジャアかけたんです。あとから、本当は水をかけちゃいけないとか言いますけど、そんなことはどうだっていいんです。とにかくかけてくれました。その丘から私の家が見えるんですが、屋根の上から突発的、散発的に炎が上がるんです。非常に高温なんですね。瓦の屋根の下の木が燃えるんでしょうかね、炎がポッポッと上がるんです。(中略)
　それが原子爆弾だったなんてその時は考えもつかなかったですね。何が起こったかさっぱり分からない。あくる日になって新型兵器を落としたらしいというぐらいで、その日には何も発表はしてないんですね。今チェルノブイリで原子炉が爆発したというようなものではなくて、予備知識は全然無いですよ。放

射能に対する知識だって無いですよ。何がなんだか分からないんですからね。

　母が腸チフスの弟を乳母車に乗せて、私もそれに乗せて少々お米も乗せていたようです。結局、最初に避難した家もみんな焼けてしまったんです。

黒い雨が降る

　それから新庄の森というところにみんなでいったん逃げるんですけれども、途中に太田川という川があるんです。その川の土手に出て新庄の森のほうに行くんですが、その途中、夕立ちのように黒い雨が降りました。毛布を持っていましたからみんなでそれを雨よけにしたんです。でもたった1枚の毛布ですから多少はその黒い雨へ放射能の雨がかかったでしょうね。母は爆風で左足の裏がザクロのようにはち割れていたんです。洗たくをしていて爆風で飛ばされてケガをして、それを自分でギューッと押し込んで逃げてきたんですから、血だらけでしたよ。それでも気違いのようになって逃げてくれましたけどね。母というのはありがたいですね。自分はそうやって大ケガをしていたんですけれども私をズーッと看病してくれたんです。

　新庄の森に逃げて行ってからは、私は歩けないですから、戸板のようなものに乗せられて、空襲警報だといえば小川の土管の中に一生懸命入るんです。水が流れているんですけど、飛行機が来たらすぐ飛び込むとか、そんなにして戦々恐々として1週間ほど暮らしたんです。

「殺してくれ！」

　この写真で腐って背中が全部焼けただれている、あんな状態なんです。私の顔も手も出たところの胸も。小さい体でしたか

ら皮フ呼吸ができなくなるんです。私も「死にたい、殺してくれ、殺してくれ」と言ったらしいんです。やれ本当に殺されていたら今生きてないんですがね。「殺してくれ、殺してくれ」とあまり言うから、母は本当に殺そうかと思ったと言うんです。あまりに悲惨だったから。本当に殺そうと思った瞬間に気がついたんですね。「わが子だった。どんなに醜くても生きてくれたらいい」と思ったそうです。それと同時にもし治るんだったらもと通りにしてくれと必死になって祈ったんですって。ズーッと念仏の毎日だったんです。

　私が目を覚ますと泣き明かすから、母は一緒に泣いたんですって。私が泣き疲れて目を開けると、いつも母の片方の手がおへその上に、片方の手が顔の上にありました。いつ目が覚めても。そのあとは「痛いよ、痛いよ、はしるよ、はしるよ」ってね。母が本当に私を殺そうと思った瞬間もあったと。私も殺してくれ、殺してくれと言った。どうして言ったのか分からないけどやはり苦しかったんでしょうね。母もこんなに醜くなって早く楽にしてやろうと思ったんでしょうね。でも皆さん、そんな状態になっても殺してはいけませんよ。こんなに生き延びて幸せになることもあるんですから。だから最後の最後までがんばってくれたんです。

　1週間してその間も耳もよく聞こえるし、目も見えたんでしょう、まわりの音がよく聞こえるんです。姉が話すにはトラックに死体がいっぱい積んである、それがゴーゴーと行くんですって。焼きに行ってるんですよね。どこから情報をもらって来るか知らないんですけど、中にはほんとに死んでいない人も積んであるみたいよって姉が言うんです。2人でだいぶ市内

を歩いたみたいです。そしたら水をくれとか、足を引っ張るんですって。たくさんの人が、もう越えられないほど路上に死んでいて本当に悲惨だったそうです。私も夕方になると竹ヤブのほうから誰かのお父さんが「〇〇子やーい」と呼んでいる声を聞きました。今でも耳についているんです。きっと帰らない子供を毎晩呼んでいたんですね。

腕にウジがわく

　そういうように原爆というのは悲惨なんです。資料を見ればその悲惨さも分かります。被爆体験も45年も経つと亡くなっていく人が多くて、風化するというので語り部という方もいらっしゃったり、資料も保存されていましたり、だいぶ詳しいことも載っております。私のことにしても他の人の被爆体験とみんな一致しているんです。

　私が田舎に帰って9月の末ごろになって、だいたい火傷がおさまっていくころになってケロイドというのができてきたんです。ケロイドというのはちょうど治りぎわ頃になって肉がグングン盛り上がるんです。水ぶくれから膿んでくるのですが、広島にいる時からハエが異常発生しているんです。私の腕にも気がつくとウジがわいて、どこから飛んでくるとも分からないんだけど、ウジがグジュグジュはっているんです。そのうちだんだん肉が盛り上がってきてダンゴのような状態になるんですが、私のダンゴ状態になったのは腕です。だからぐっと持ち上げると塊が盛り上がって本当にダンゴです。胸にもダンゴができて、手にもダンゴができて、そして顔はキュッとひん曲がって……。やはりひきつりますよね。このへんがちょっと寄っちゃって。目と目の間、眉間のところが黒く残りますね。今で

もそこはあとがあります。今でも風呂に入ると火傷のあとは鮮明に出ます。だんだん薄らいではきましたけれど普通の肌と比べて原爆を受けて火傷をしたところは色が黒いです。顔は全部火傷をしたので黒いですね。田舎に帰るとみんなに黒んぼうと呼ばれるんです。くやしいですね。本当に顔も手も黒かったです。ダンゴも醜いんですよね。自分で分かるし、かゆいし……。母が日赤に行って手術をしたらどうだろうかと言うんです。原爆乙女の手術というのがはやっていましたね。それで相談に行ったんです。

　どういう手術をするかというと、ここを削除して取って、肉を全部取って、腿のきれいな皮フを植えつける手術なんです。広島でやった人は多いんです。私の知っている人も何人かいます。今でも見ると縫ったあとが全部分かります。私はこれ以上痛い思いはしたくないというので、小さかったんですけど、もうしないと言って拒否して手術をしなかったんです。

これからオシャレして

　その代わり、先ほど言った大山先生のところに行って話を聞いたら、20歳ぐらいまでには治るよとおっしゃったんです。本当にこれを信仰と言うんです。信じたんです。私はそれを信じて毎日さすっていたんです。そうしましたら本当に20歳ぐらいになりましたらケロイドが無くなったんです。毛穴は全部焼けてしまって産毛は生えませんから光りますけれど。今月、8月が私の誕生日なんですが、まあ55、6から70ぐらいになると、シワになりますから原爆の痕も何もあったものじゃない。これから私はオシャレができると思ってます。それまでは胸を出すのもできない。恥ずかしくて全部胸を隠すような服、夏で

も袖の長い服を着て腕を隠していたんですね。なるべくいやだから。

　これからしわくちゃばあさんになって、みんなとあまり変わらなくなったら、とたんにきれいにして私の青春を取り戻そうと思っているんです。そんな状態でケロイドは手術をしても盛り上がったんですって。これは放射能を受けていますから、修復する時に陰性の放射能で盛り上がるんです。これが原爆のケロイドの特徴です。削除しても削除しても盛り上がるんです。放射能というのは怖いです。

　原爆を受けて、死にはぐれで、しかも醜いものだから結婚できないと思って勉強に励むわけなんです。好きでもない勉強でしたけれどもね。物理学を勉強したんです。大学の物理学に入って、まず調べたのが放射能です。放射能というのは怖いですね。レントゲンを受けた人は分かりますけれど、レントゲンを受けても熱くもどうもないでしょう。「ハイ呼吸をして、ハイいいですよ」ですからね。いつレントゲン線が通ったのかも分からないでしょう。それよりもっともっとひどいんですからね。放射能というのは全然自覚症状が無い。アルファ線、ベータ線、ガンマ線というのですが、アルファ線というのはだいたい皮フの表面でストップするんですが、ベータ線、ガンマ線は非常に厚いコンクリートでも通すんです。これが原子爆弾だと分かったのは日赤のフイルムが全部感光していたからなんです。光を当てないのに写真のフイルムが全部感光していたんです。これで放射能だというのが分かったんですね。そのぐらいに放射能というのは透過力があるんです。透過力があるだけでなく、連鎖反応というのを起こしますから、たとえば硫黄なんかだった

ら放射性の燐というものに変わるんです。連鎖的に放射性を帯びて非常にタチが悪いんです。

　その放射能の障害によってどんなことが起きるかというと、原爆の場合は全然経験が無いんですから困りました。アメリカが比治山の上にABCCという研究機関を設けて研究するんです。サンプリング的なやり方で、誰々さん来なさいといってズーッと1人の人を研究していくんです。交通費をくれて、何かいいものもくれて、向こうは研究をしているんです。決して治療はしないです。どういうふうにしたら治るというようなことはいっさい言わない。

　実は私も、放射能障害に関してはなんにもしてないんです。今チェルノブイリから広島の現状、どういうふうにして立ち上がったか、被爆者がどういうふうになっているかなどを調べにきていますけど、何をしたっていうんでしょう。何もしていないですよ。ただ私は特別手帳ですから原爆手当を毎月28,000円ぐらいはもらっています。でも私は1滴の血も検査のために使いたくない。行かない。もうだいぶ行かないですね。20年以上原爆病院なんて行ってません。血を取って、血沈だ何だって調べてくれるんですけどね。

　それまで私はいつでも引っかかっていました。肝臓障害、白血球の減少、血液障害ですね。原爆症状ですね。それでズーッときたから、今行っても何か言うに違いないと思っていますから、少々の貧血ぐらいでどうってことないと思うんです。行けば、医者ですからなんだかんだって文句をつけます。私自身がどうもないんだから、肝臓も徹底的に自分で治そうと思ってやっています。ある人は「行けばいいのに。検査しておけばそ

の証人になるもんね」と言われますけれど、別に他人のためにそんなことをしなくてもいいなと思って行かないんです。でも最近はやっぱり行ってみようかな、やっぱり役に立つのかなと思ってみたりもするんです。年に何回も通知がきます。必ず受けてください、と。ついこのあいだも原爆特別手帳が更新されて新しいのが来てましたけれども、その中には私が２キロの地点で原爆に直撃されているということが書いてあります。それだけでなんの検査もしてないんですけれども。

治し方が分からない？

　私はこの話をする意味が今大切になってきたなと思いはじめたのです。これからの時代にこういうことの起こる可能性が多いんですよね。どうして治すかということが大事でしょう。被爆するかもしれない。当時被爆された人で広島の日赤の院長さんだった服部先生の本があるんです。その本を読んでみましたが、結局放射能を受けた時に治す手だてというのは分かってないんですね。なぜ分かっていないかというと、陰、陽という勉強をしていないからです。これが分かってないから治し方が分からない。ソ連のほうから広島を訪れられても治す手だてを教える人は１人もいないでしょう。直撃で蒸発するようなひどいのは私もどうにもなりませんけど、結局血液ですよね。そうだと思いません？

　人間を作っているのは食物と血液でしょう。血液の総入れ替えを早くすることだと私は思うんです。私が原爆の時に無意識にやって助かったことは梅干を食べたことなんです。

　無性に梅干が欲しかった。おにぎりは白米でした。白米の中に大きな梅干が入っていたんです。それを直後から炊出しで２

つずつ、それとたくわんを2切れずつぐらい配給があったんです。私が「梅干、梅干」と言うものですから姉が無心に行って他人のおむすびの中の梅干をいっぱいもらってきて、それをズーッと田舎に帰るまで食べていたんです。梅干ばっかり、そしてのどが乾くのでお茶を飲んでいたか、水を飲んでいたかですね。そういう陰性の状態で、大火傷をしたというのは陽性症状ではあるんですけれども、放射能の陰性から立ち直ったということは、私はおそらくこの血液の問題だと思うのです。その時は無意識ですよ。

今でこそ私がはっきり言えるのは血液を健全にすることですね。血液といっても塩分の大切さ、これはカギだろうと思います。塩分の取り方、日常に塩辛いものを摂れと言うんじゃないんですよ。こういう暑い時、陽性の時には少し塩気の甘いものを摂るようにしなくては暑くてかないませんよね。冬になったら少々からめのものを食べて自分の血液を濃厚にする。そういうような陰、陽の勉強をすれば、疲れた時にはどのようにする、疲れてない時にはどのようにするということが毎日でも分かりますね。天候を見ながら調節しますね。

面白い、楽しい、嬉しい

私は食養をはじめて30年ぐらいになりますけれど、皆さんはもっと日が浅いかもしれません。けれども勉強すればするほど奥が深くて、これを身につけたら、ものすごく面白い。楽しい、嬉しいと言いたくなる。こんなことを知ったおかげで私は今ではたくさんの人の病気を治してあげるというか、お助けしてあげられるんですね。治す方法を教えてあげているんです。

この一番うしろに山本さんという人が子供さんを2人連れて

座っているんですけれども、とても熱心なんですよね。それは人がなぜ熱心になるかというと、わが子が病気の時ですね。他人が病気になった時はあまり熱心になれない。

　本気になれるものじゃない。わが子が病気になると皆さん本気になるから。また最愛の主人が病気になったり、ケガをしたりするとそれは本気になりますよ。自分よりもまだ本気になる。だから山本光代さんは一生懸命になって自分の子供を良くするために私のところに訪ねてみえました。私は以前、山本さんのお子さんと同じ病気の人を治していましたので、「玄米で治りますよ」とひとこと言いました。これも信仰ですね。この玄米の道だけは、だまされたと思ってやっていいんじゃないかと思うんです。ほかに道はないですね。いろいろな人がいまして、土壇場になると信仰に入っていく人もいます。しかし信仰というのでも正しい信仰が必要です。

　玄米というのは、まずエネルギーがすごいですよ。放射能のエネルギーのようなものじゃないんですよ。エネルギーの問題ですね。私は朝1口玄米を食べると、もうこれで1日中もつと思うんです。そのぐらいエネルギーがあるんです。

　おにぎりが2つになり3つになり、あるいはお茶わんに1杯、2杯食べても、それはかまいませんけど、まず玄米の1口が私の1日のエネルギーになるんです。これは信仰ですね。1粒1粒エネルギーを感じますね。だからどんなに忙しい時でも死にはせんと思いますね。どんなことでもできると思うんです。

奇跡じゃない

　私は本当は陰性だと思うんですけれども、その不思議なエネルギーは土壇場になるとむらむらと出てくるんです。主人が交

通事故で大ケガをして、大腿骨の頚部をパカッと割ったことがあるんです。お医者さんが「軽金属の骨を入れなさい、この部所ではこれしかない」と言って医学書を3冊持ってきて、主人も学者ですから説得したんですけれども、私は連れて帰りました。40日でピタッとつけましたね。ショウガ湿布、芋パスター。

これも大森先生に教えていただいたんです。「主人がケガをしたんですが、どうしましょうか」って。「スギナ、スギナ、黒ゴマ」─どのようにしなさいなんてはおっしゃらなかった。私はもうスギナと聞いただけですぐ飛んで行ってスギナを手に入れて帰って、煎ってゴマ塩に混ぜました。スギナなんてワラみたいでおいしくない、一つも味が無いんですから、それをすり込んでご飯と一緒にいっぱい食べさせたんです。40日間。ピタッとつきましたね。こんなのはあとから研究すればいい、ついたんですから。お医者さんが「奥さんの手柄です。奇跡です」とおっしゃいました。奇跡なものですかね。そうしてお医者さんのおっしゃることがいいじゃないですか。「これはお宅の場合だけで、他の人には通用しません」とおっしゃったんです。そのあと私は何人の人の骨折を治しましたかね。奇跡じゃございませんよ。ちゃんと陰、陽の勉強をして血液を濃くしていけば治るんですね。

そんなことで私の家族も人数が多いだけにいろいろなことが起きたものです。私も正確な人間じゃないですから、エネルギーがありますけれども時どき邪食をしたり、隠れて食べたり、子供に見破られたり（笑）、子供が説教してくれたり、会員さんも私の監視役をしてくれますから、それで助かっているんです。皆さんも自分が助かろうと思ったら自分の周りに他人の見張り

役をつけることです。そしたらよく見張ってくれます。1月に1回か、2回出会うようにすれば悪いことも少しずつ軽減しますね。みんなに守られて、そしてみんなも一緒に良くなれば非常にいいことですね。(中略)

私の本を少し宣伝させていただきますと『自然食あらかると』というかわいい本があります。あれは中国新聞に連載した記事ですから読みやすいんです。この中に載っている料理は全部私が作って新聞社の人たちに食べていただいて、おいしいと言っていただいたものばかりです。

それから、『子供たちの未来をかけて』という小冊子は「チェルノブイリ原発事故の衝撃」というお話と、私が松江でした「放射能の中を生きる」という話とが入っています。

原子力は暴力

いずれ私も落ち着いて手記も書いてみたいなとは思っているんです。悲しい、悲しいなんて言っているんじゃだめなんです。原爆の悲惨さを話してお涙ちょうだいなんていうのはちっとも意味が無いんです。どういうふうにして立ち上がるか、どういうふうにして幸せな人生を送って幸せな家庭を築くかということがずっと大事なことなんです。それと同時に原子力というのは非常なる暴力ですから、全く要らないものだと思うのです。徹底的に研究をして、放射能廃棄物の処理とか、それによる放射能障害を治す手だてをしっかり確立してからなら作られてもいいかもしれない、今は全く手だてが無い。平和利用なんて全くできない。平和利用なんていうのは言葉だけです。これは大ごとですよ。私はこういう反核運動とかいうのに加わっているわけではなく、そういうのとは全く関係がなくて全世界に

訴えたいのです。放射能を出すような、遺伝子を変えてしまうようなそういう危険なものには触れないようにしたほうがいいと……。放射能はずいぶん大きなエネルギーを持った物質ではあるんですけれど、まだまだ人間の技術のほうが追いつきませんから無いほうがいいと私は思っています。

　ご静聴ありがとうございました。(拍手)

平賀佐和子さんから今回の福島原発事故の放射線被爆から身を守るために、より踏み込んだ資料が送られてきました。

　チェルノブイリ原発事故の後に行った『放射能の中を生きる』という講演内容の中にそれが有った。今まで述べてきたのは『原爆を越えて』という講演を引用させていただいたものであるが、今回は『放射能の中を生きる』という講演である。まさに、福島原発の事故の放射能の中を生きていらっしゃる被災地の方々により役立つ情報ということでここに掲載する。そして平賀佐和子さんのきめ細かい温かいご配慮に改めて、この本の上でも改めてお礼を申し上げたい。

被曝と食養（玄米菜食）

　最後に、放射能障害について片づけておかないと、意味がありません。その話をします。

　桜沢先生（マクロビオティック創始者）が生きていらっしゃる頃には、それほど放射能障害については論じられていなかったんですが、チェルノブイリ事故以後、大変な放射能が世界各地を汚染し、特に原発のある周辺の人達は心配の種だろうと思います。

　今から被爆させますよ、という信号も予告もない。たいていの場合は事故ですから。事故を起こさせたいと思う者もいない。

それが事故というものです。常時出ている気体としての放射能については、原発を止めるしか有りません。それでも、既に環境に拡散された放射能は、生体濃縮という過程を通して人間に入り、汚染します。このような慢性的な被曝は避ける事ができません。形は違っても、広島・長崎の被爆者が生きたように生きるしか有りません。私は、その一つの体験を参考までに話しています。

大きな事故につながった時には、被曝は免れないと思います。被曝直後には、なるべく早くきれいな場所に、なるべく遠い所に逃げて行く事ですね。そして灰を被らないようにしなければいけないんです。

黒い雨には絶対濡れないように

私の場合は、逃げて行く途中に黒い雨が降ったですね。夕立のように、雨が降りましたね。私は、毛布を被っていたので、雨に遇っていないのですが、雨に遇った人はどんどん死んでいきました。雨に遇ってないのに死んで行く人もたくさんおりました

その様な雨に遇ったり、灰に遇わないようにしなくちゃいけないんですが、もし遇ったら、早く血液を変えていく事を考えなくちゃいけないですね。どんどん毒を体外に出す事です。それには体をぐっと陽性化していく。塩気を摂っていきます。

私の場合は、梅干を食べました。塩気を摂らずに水を飲んだ人は死んで行きました。だけど、塩気を入れながら、血液の塩分の濃度を正常に保ちながら、どんどんどんどん血液の浄化をしていった人は、生きていると思うんですね。味噌汁を毎日食べました。

味噌汁に海藻を入れて食べる事。そして、いろいろのおかずは食べないようにして、葉っぱなんかは食べないようにして、穀物を食べる事ですね。米・麦・粟・ひえ、五穀ですね、こういうものを、最少限に食べる事です。

　玄米が一番良いです。非常に腸のぜん動を促しますから、便秘なんかすぐに治ってしまいます。玄米を食べると、腸の中のいろいろ潜ったものを全部出していってくれますから、宿便も。通じが良くなりますからね。血液の寿命はだいたい１週間なんです。早く入れ替わりますから、血液をどんどんどんどん入れ替えて、それが生き延びていく一番良い方法じゃないかと思います。

　だから、あれやこれやいっぱい食べないで。人間の食べ物は、神様から与えられたものは、五穀です。特に日本人は米です。米が一番たくさん穫れますからね。玄米が一番良いですね。

体験で実証した玄米食の素晴らしさ

　玄米の芽に放射能が集まっているんじゃないかとか、公害が集まるんじゃないか、添加物が集まるんじゃないかという事は、以前から問題ですけども、病気を治してきた経験では、白米では治らないけども、有機農法で作られた米でなくっても、化学肥料をやって穫れた一般に売られている玄米でも治るんです。玄米だったら、玄米だったら治る。だけど、有機農法とか自然農法の玄米だったら早いです。

　自然農法の米を常時食べる事は一番良いことですけど、非常事態と言いますか、その折りには、化学肥料であろうとなかろうと、玄米でなければ治らないです。玄米だったら不思議と病気は治ります。

そういう事もありますので、今年なんか、今年穫れた米より昨年の古米のほうが安全かも知れませんね。チェルノブイリ以前のお米のほうがね。今年穫れた米は、放射能がかかっているだけでなく、生体濃縮という事がありますので、古いお米が求められたら、少々虫がついとっても良いから、そのほうを食べたほうがいいかも知れませんね。

　お米の半年分ぐらいは、いつも一家の内においてる位にしたいものです。私の家では、秋には１年分のお米を、全部玄関に積んで置きました。今は、一部屋を取って詰め込んでいます。一家中のお米を、今年は10俵程で、20袋積み上げてあるんです。ボーナスの出た時期に買う事にしています。これで１年間安心だと思いますしね。

安くつく食費

　この生活は、食費が非常に少なくてすむんです。白米を食べたくなるときに、７分づきか白米のご飯を炊きます。すると倍ぐらいお米がいります。１日に１升ぐらい炊いたんじゃ、足りません。３升くらい炊いて満腹させるようなことです。10人家族ですからかないません。それで玄米だったら食費が３分の１ですむんです。

　ですから、お父さん一人の月給で十人家族が生活することができて、どの子も大学に行かそうと思ったらいきなさいよと言えるのは、この生活のお蔭です。精神的な面で、生活に不安がありません。

マクロビオティックでは、玄米の食べる方法として籾がついたまま貯蔵しておいて、食べる時に籾すり機で籾を取り除き食べるのが"今ずり米"として玄米表面の油が酸化することなく

おいしく食べられるといって尊重されている。

平賀先生の家でも籾がついたまま保存されていることと思う。

東北大震災、大津波にともなう福島原発事故以来、原発に頼らず暮らしていく方法を提起する論文が雑誌に見受けられる。『週刊金曜日』2011年4月29日号には「原発なくても生活できる」という特集が組まれた。環境と子供の安全を守るための発明をライフワークにし非電化工房代表の藤村靖之日本大学教授が籾つきのまま保存することでエネルギーを使わずに幸せになれる生活を述べていられる。

「幸せ度」を上げた結果、原発がいらなくなる

　お米というのは収穫したあと籾を取り除いて機械乾燥し、低温貯蔵する。この全国の1年分のお米の低温貯蔵で、原発1、2基分の電気を使う。さらにお米を家庭で炊くときに電気炊飯器を使う。炊くときの電力と低温貯蔵、あわせて原発4基分の電力を消費している。

　でも、もし、籾のまま貯蔵すれば低温貯蔵の必要はなくなるし、1年でも2年でも、エネルギーを使わずにおいしいまま貯蔵できる。値段も、籾のまま買ったほうが安い。必要な時に、籾すりして玄米にして、白米がよければ精米すればいい。ごはんを炊くときも電気炊飯器じゃなくて、圧力鍋で炊く。私たちのテストでは、95％以上の人が圧力鍋で炊いたごはんのほうがおいしいと言います。仮にこういうことを日本人全員がやったとすると、結果として原発4基分はストップできる。

藤村先生は電気を使わない籾すり器も考案されている。籾のままお米を入れ、ハンドルを回せば簡単に玄米ができあがると

いう。

　各家庭でも籾つきのまま玄米を保存しておくようにすれば、「1年でも2年でも、エネルギーを使わずにおいしいまま貯蔵できる」という。このような方法が広まればお米の需要も増えるかもしれない。食料自給率は低い日本だが、お米は余っているという。なんとか籾つき米の保存でお米の需要が増えてほしい。

◇平賀先生75歳、平成23年7月23日さらにパワーアップされ講演会

　あの記憶に残る1990年（平成2年）8月の講演から21年目、文年の文月（7月）の文の日に今回は講演会場でじかに平賀先生の講演をお聞きした。1990年の講演は日本ＣＩ協会のマクロビオティックの機関紙を読んでとても心に残った講演であったが今回の講演はじかにお話しをうかがうことができ印象深いものでした。

　被爆を乗り越えて子供さんを7人も育てられた。子育ての時は大変だったが1990年の講演の時には子育ても一段落され、楽しい楽しい人生をマクロビオティックを実践することにより実現してきたという驚異のお話であった。ふつう被爆された方というと悲惨さがともなうものであるが、たしかに被爆した時は本当に悲惨な状態だったが、1990年の時点では毎日がハッピーだとのお話だった。

　平成23年、東京東北沢の日本ＣＩ協会で行われた講演会、75歳の平賀さんの元気さは、さらにパワーアップされていた。今では14人のお孫さんに恵まれ、まさに平賀家の太陽として

光り輝いているのです。

　運転もされるし、スキーもされるというのですから、ビックリです。ご趣味も多彩で民謡、カラオケなど楽しい毎日を過ごされています。私たちマクロビオティックをしているものにとっては、まさに希望の星であり、目標にすべき方だと思います。平賀家の太陽として輝いているばかりでなく、私たちマクロビオティックの実践者の太陽として輝いている方だと思いました。

　マクロビオティックをやっていて、桜沢夫妻と交流のあった平塚らいてうさんは『原始、女性は太陽であった』と言ったことで有名ですが、この『原始、女性は太陽であった』の言葉は訂正が必要であると思います。『原始から今まで、女性は太陽である』と変えるべきでしょう。

　平賀佐和子先生が教えを受けた桜沢里真先生も桜沢如一氏が74歳で亡くなってからは、日本ＣＩ協会の会長として、料理教室の校長として90歳過ぎてからも実際に運営の実務に携わっていらした。そして100歳で大往生されるまで太陽として燦然と輝いていました。

　今また平賀佐和子先生がマクロビオティック界の太陽として光り輝いていらしゃる、里真先生の100歳を越える記録更新が期待されます。

　ゆえに、らいてうさんの言葉は桜沢里真さん、平賀佐和子先生のご活躍から『原始から今まで、女性は太陽である』と変える必要があるというように思います。マクロビオティックの世界ばかりでなく、日本女子マラソンで高橋尚子さん、野口みずきさんの五輪金メダル、そしてなでしこジャパンのサッカー

ワールドカップでの優勝と男子選手が成し遂げていないことを、日本女子選手は実現しているのですから、まさに『原始から今まで、女性は太陽である』と言うのがわかるでしょう。

　講演が終わった後、平賀先生の名著『自然食アラカルト』(新泉社)にサインをいただいた。平成23年7月23日(筆者は、平成の文年の文月の文の日に行われたと記憶していつまでも忘れないことでしょう。)

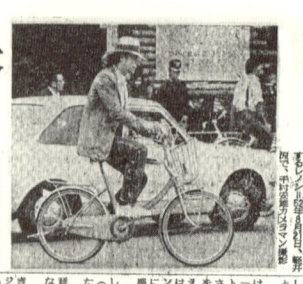

第1章 マクロビオティックを知っていますか？

　ビートルズのジョン・レノンは当然知っていますね？今でもジョン・レノンは世界中の人から愛されています。

　イギリス中部のリバプール空港が、リバプール・ジョン・レノン空港と改称され、レノンのブロンズ像の前でエリザベス女王が、レノンの妻ヨーコさんにお会いになり、また、キューバのジョン・レノン公園では、レノン没後20周年を記念して、ベンチに座るレノンの像ができあがりました。集まった人々は、『イマジン』を歌ってレノンを偲び、カストロ議長も出席、レノンについて「世界に優れた音楽家は多いが、ジョン・レノンは、その思想性故に偉大である」と褒め称えました。そのグループ、ビートルズは、今や高校の英語の教科書にも出ています。

　しかし、ジョン・レノンが、知っていたマクロビオティックについて、あなたは、どの程度ご存じですか。ジョンは「時には家族を連れてピザを食べに行くけど、たいていはマクロビオ

ティックさ」と言っています。(ジョン・レノン・インタビューより)

　また、レイ・コールマン著『ジョン・レノン』には、レノンの食事法について、『ジョンは禅式長寿法の導師の食事法を取り入れており、みんな、それに習うべきだと主張していた』とも述べられています。

　彼は、一時、主夫業をやっていました。つまりヨーコ夫人にマネージをまかせて、料理と、息子ショーンの育児にいそしむことがありました。しかし、そのことは知られていても、彼が、ひじき料理を作るのがうまかったのはあまり知られていません。

　彼が、暗殺された直後の朝日新聞には、日本料理が得意で好きだったジョンについて、ヨーコ夫人は「ジョンはヒジキの料理が得意。それにゴハンも炊けるし、揚げドウフもうまいの。1日1食は玄米料理を薬のつもりで食べています」ジョンの、「ニューヨークの食事は全て日本料理」という生前の談話とともに、軽井沢を自転車で涼しげに、すいすい走るジョン・レノンの写真を、哀悼の意を込めて掲載した。

　ジョン・レノンがエプロンをしてキッチンでひじき料理を作り、玄米を炊いている姿をあなたは想像できますか。

　ジョン・レノン夫妻は、東京にいた時、その当時西新宿にあった菜食の店『マナ』を訪れている。この店の店主は、もっとも厳しい完全な菜食を求める宗教の一派セブンスデイ・アドベンティストの信者であったが、聖書にもとづく滋養のある料理を人々に食べさせたいと、この店を開いた。

　店の飾り棚に、リバプール・アート・カレッジで絵を勉強し

たレノンが描いた、ヨーコ、ショーンそしてレノンのイラストとサイン入りの色紙が置いてあった。しかし、本物は家宝として奥にしまってあり、置いてあるのはコピーしたものだと言っていた。この店も主人が高齢化してしまったために店を閉めてしまった。

　ジョン・レノンのインタビューの中に『マクロビオティック』という言葉が出てきた。『マクロビオティック』って何だろう。

　スティービー・ワンダーが彼の作品『ブラックマン』の中で、"アメリカのマクロビオティックセンターの代表はミチオ・クシである"と歌っている。スティービー・ワンダー詩集(シンコー出版)を訳している景山民夫氏は、この歌の部分『Microbiotic centers in America? Misho Kushi- a yellow man』を『微生物学センターの所長を勤めた人はミショウ・クシ、黄色い人』としているが、本来ここは、MacrobioticであってMicrobioticに誤って印刷ミスか、どういうわけか置き換わってしまった。このため景山氏は微生物研究所と、訳してしまったのであろう。正しくは"マクロビオティックセンターの所長は久司道夫氏"である。ジョン・レノンは、決して微生物研究を、やっていたのではない。

Who was the leader of the first macrobiotic center in America?
Michio Kushi————a yellow man

スティービー・ワンダー作品"ブラック・マン"LP「キイ・オブ・ライフ」より

「時には家族を連れてピザを食べに行くけど、たいていはマクロビオティックさ。」

ジョン・レノン・インタビューより

　　　　（1991年5月久司道夫氏来日講演パンフレットより転載）

◇あの広辞苑には21世紀最初の改訂第6版にも載っていない

　これはおかしい『マクロビオティック』を広辞苑で調べてみる。広辞苑には、出てない。広辞苑の第5版では、ビートルズは出ている。

　"ビートルズ【The Beatles】イギリスのロックグループ。リバプール出身のジョン・レノン、ポール・マッカートニー、ジョージ・ハリソン、リンゴ・スターの4人が1961年頃結成。若者らしい心情を託した歌、電気楽器を用いた軽快な音楽で世界的なアイドルとなった。1970年解散。作「イエスタデイ」「ヘイ・ジュード」など。"

　ところが、『マクロビオティック』は、見つかりません。『マクロ』の下に『コスモス』『分析』などは見かけますが、『ビオティック』は付いてきません。1991年改訂の広辞苑の第4版から7年後、1998年、『21世紀に必携、信頼の1冊』の宣伝文句で売り出された改訂第5版、これにも残念ながら出ていない。『マクロビオティック』その考え方が、21世紀に大いに注目されると、思われるのに。どういうことなんだろう。そして第5版から10年たった2008年1月11日待望の第6版が21世紀初めての改訂で、売りに出された。期待は大きかった今度こそ出ているだろう。と思ってページをめくってみた。『マクロビオティック』では出ていない。そうか『マクロ』を接頭語としてその中に説明されているのだろうと恐る恐る見てみたが、無い──?? 『マクロ』を接頭語としてそれに続く言葉で構成されている言葉を読んでみる『─けいざいがく』『─コスモス』などのことばが続くがとうとう『─ビオティック』の言葉は見当たらなかった。第6版の改訂では新しい言葉が1万ほど組入れら

れたという。

　私自身だけが『マクロビオティック』に思い入れが強く、世間一般ではそれほど認識されていないかというと、そうではない。例えば第6版発売直後の1月インターネットで『マクロビオティック』をあたると186万件関連するホームページがある。今回改訂で組入れられたカタカナ語のネット上の件数を見てみると

　　　クレーマー　125万件
　　　セカンドオピニオン　54万件
　　　着メロ　153万件
　　　ケアマネージャー　135万件
　　　パワーハラスメント　20万件
　　　スローフード　97万件
　　　メル友　144万件など

　よく知られているカタカナ語もマクロビオティックより少ない。

　それでは、英和辞典では、どうかと開いてみた。三省堂新コンサイス英和辞典第2版には、出ていました。『mac・ro・bi・ot・ic 長寿食の〔肉や卵は食べず有機肥料による農産物や魚を摂取する〕；長寿の（をもたらす）』と、載っていました。
仏和辞典はどうか。広辞苑第6版の宣伝パンフレットに評論家の加藤周一さんが「東には『広辞苑』があり、西にはフランスの『小（プティ）ラルース』がある」と書いている小ラルース1991年版をひもとくと『MACROBIOTIQUE』と載っている。「穀物と野菜、果物で主として構成された食事法」と読めるようだ。（筆者注：果物も書かれているが果物の比重はこの食事

法では低い位置にある)

　それでは、先に見たアメリカのマクロビオティックセンター代表　久司道夫氏の来日講演パンフレットの『マクロビオティックとは？』の解説を読んでみよう。

世界が注目するマクロビオティックのリーダー
久司道夫◆来日講演
世界平和へ導く新たな時代の
マクロビオティック生活法
―食から始めるライフスタイルの変革―

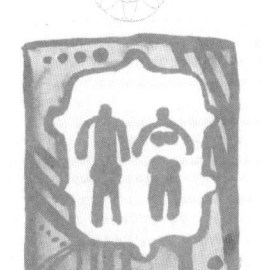

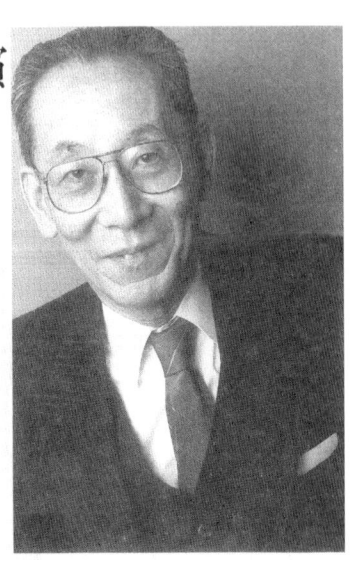

1991年5月19日(土)

(日付は1991年5月19日、世界が注目するマクロビオティックのリーダー久司道夫　来日講演　世界平和へ導く新たな時代のマクロビオティック生活法、食から始めるライフスタイルの変革の文字が読み取れる)

　久司道夫氏は、1926年生まれなので、右の写真は65歳の久司道夫氏である。

講演パンフレットより

　　"今から60年程前、愛と知恵にあふれたオルタナティブな生活法として故　桜沢如一氏（海外ではジョージ・オー

サワとして知られている。1893〜1966年）によって提唱された。

マクロビオティックは、ギリシア語で「偉大なる生命」を意味し何千年もの歴史の中で築き上げられた伝統的な穀物菜食の食文化を、中国の古典「易経」の宇宙観などを基に現代化、世界化したものです。そしてそれは自然を収奪することで築き、物質性に傾いた現代文明に対して、すべての生きものたちとの深い調和の中で生きて行く術を伝えています。

マクロビオティックの食事法には「身土不二」「一物全体」といわれる二つの原則があります。大自然の循環と連鎖の中で、その部分として生かされている私たち人間は、その土地でその季節に取れる旬のものを食べることによって生命が維持される、という意味の「身土不二」。そして、「一物全体」とは自然の生命あるもの全体を食べる、ということ。私たちが口にする穀類や野菜は、食べ物であると同時に、それ自体一つの生命ある生物といえます。それらの食べ物には、過去、現在、未来が詰まっていて、小さな宇宙として完全なバランスが保たれています。それゆえに、その土地その時節の食べ物全体を摂ることで私たちの健康は約束され、バランスの摂れた心と体がつくられるのです。

日本で生まれたマクロビオティックも、現在は世界中で注目されており、故ジョン・レノンや、スティービー・ワンダー等のアーティスト、また医学関係者など、多くの人に受け入れられ、実践されています。地球環境の危機、戦争。多くのネガティブなエネルギーが渦巻く現在、食を通

して、"ワン・ピースフル・ワールド"を築いていくことを目的としたマクロビオティックは宗教や国籍、肌の色や習慣を越えた新たな時代のカルチャー・ムーブメントといえるでしょう。"と説明されている。

◇現代用語の辞典御三家では

改訂第6版の広辞苑には期待はずれで『マクロビオティック』の言葉は出ていなかったが、現代語辞典の御三家『現代用語の基礎知識』『知恵蔵』『イミダス』には2006年頃の版から出てきている。

『イミダス』2006年版、田島眞実践女子大学教授

創始者は、京都生まれの桜沢如一(さくらざわゆきかず)氏で自身が大病にかかった際に食養法で回復。以来、食養法の研究を始めたことに端を発する。身土不二(身体と環境はばらばらではない)、一物全体(ひとつのものをまるごと食す)の二つを基本理念に、その土地で採れた旬の食材をまるごと食べるという食餌療法。

『イミダス』2007年版、高橋久仁子群馬大学教授

創始者は桜沢如一氏(1893～1966、アメリカではGeorge Ohsawaを自称)で1960年にアメリカで「ゼンマクロビオティック」と題する本を英語で出版。ゼンマクロビオティック食は病気を克服し長生きできると主張した。この食事法は最低段階では動物性食品可であるが、ステージが上がると穀物の割合が増え、最高段階では穀物以外のものは食べてはいけないとされる。1960年代半ばには熱狂的な信奉者に壊血病や栄養失調、脱水症が起こり死亡者

も出た。

桜沢氏の弟子、久司道夫氏（1926～）が「クシ流マクロビオティック」を展開しているが、日本には「クシ流」以外に「桜沢直系」を称するマクロビオティックのグループがいくつかある。未搗精の穀類を土台とし、沢山の野菜や豆類を食べるという主張は妥当であるが動物性食品と砂糖を排除し、野菜の中でも食べてはいけないものを設定している点は問題。「自然食」販売とリンクしていることも多い。がんの食事療法に有効と主張しているが科学的データはない。

『現代用語の基礎知識』の 2006 年版 2007 年版では通常の『食』の用語の解説の所にはマクロビオティック、『新しいタイプのエコ人間』を説明する言葉の所にもマクロビオティックの言葉が取り上げられている。

『食』の用語の所では

　　マクロビオティック (macrobiotique)

「精製したものはなるべくとらない。野菜もなるべく皮ごとを食べる。砂糖、肉、魚、乳製品、卵、化学調味料、農薬がかかったものなどは体のバランスを崩しやすく病気の原因となりやすいため、なるべくとらない。調味料などはきちんとした工程でつくられたものを使用する。地産地消をできるだけ推進し、その季節にとれるものを中心に食べる。体の陰陽を考えたバランスの良い食事をする」などを基本理念とする食事方法。

例えば、白米よりは雑穀や玄米を、砂糖よりは蜂蜜を選ぶ、など。ベジタリアンと重なる場合もあるが、同一では

ない。最近はマクロビオティック料理教室や、飲食店も開店している。
(筆者注:ここで、「砂糖より蜂蜜を選ぶ」との記述はおかしい。甘みには玄米の飴やメープルシロップ等を用い蜂蜜を用いることは少ない)

『新しいタイプのエコ人間』を説明する項では

　　マクロビオティック
　穀物菜食中心の伝統的な日本食を取り入れた食生活で、健康で長生きをめざす。中国の陰陽思想を基本に、肉や砂糖、乳製品などは避け、玄米、野菜、豆、海草などを中心に、季節や体調に合わせて摂取。肉や加工食品、ファストフードといった欧米型食生活を見直す健康志向を背景にして、近年注目されている。

　「国際雑穀食フォーラム」代表で食デザイナーの大谷ゆみこは、雑穀を主体にした独自のレシピを「つぶつぶグルメ」と名付け、「未来食」として推奨、主婦層や若い女性からの支持を受けている。と説明している。

『知恵蔵』2007年版、的場輝佳関西福祉科学大学教授
　日本ではまだ耳慣れないが、米国には実践者が300万人以上いるという。目的は健康維持、病気治療、肥満解消、美容、知的なライフスタイルの一環など様々。その基本形は、玄米ご飯と味噌汁と季節の野菜、つまり昔の日本人が長い間食べ続けてきた簡素な食事だ。興隆の背景に、故桜沢如一氏とその遺志を継いだ久司道夫氏という2人の貢献がある。世界平和の実現につながるマクロビオティックの必然性を説きつつ、学校を設け、多くの著書を上梓し昔な

がらの製法で作られた豆腐や味噌、梅干などを日本から輸出させ米国でも生産できるよう尽力してきた。欧米での2人の知名度はとても高い。

『知恵蔵』2006年版では、『マクロビオティックス』の説明は「長寿法の一種、自然食中心の食事法」とほんのわずかしかされていなかった。

そのような新しくとりあげられるようになった言葉のせいかマクロビオティックの説明としては疑問に感じる説明もある。

マクロビオティックは乳製品、卵は基本的に摂取しないのにもかかわらず「精製された砂糖や家畜でも乳や卵はよいが肉は食さないなど極端な例も見られる」(『イミダス』2007年版)と誤った記述もある。

平成14年12月発行の本で久司は、マクロビオティックの実践者として故ジョン・デンバー、マイケル・ジャクソン、映画界では、往年の大女優グロリア・スワンソン、最近ではシャロン・ストーン、シガニー・ウィーバー、ニコール・キッドマン、トム・クルーズ、ジョン・トラボルタ、マドンナ、育児書でおなじみのベンジャミン・スポック、元アメリカ大統領のジミー・カーター、クリントンなどの名前をあげている。

上記マクロビオティックの説明を見ると、一種のベジタリアンかな、と思われるかもしれない。しかし、マクロビオティックの実践者にとって、今、読まれた中に述べられていたことからも分かるとおり、ベジタリアンとは、違う独特の考えであるとしている。これを、関西の正食協会発行の雑誌『コンパ』(現在『むすび』に改題)及び『穀菜食のABC』(久司道夫著)からの引用で説明すると、次のような違いがある。

◇マクロビオティックとベジタリアンの比較

1．身土不二・一物全体

　マクロビオティックは、先にも述べたように、環境と身体は、一体。身近な季節・風土から自然に生まれるものを食することが、体に最も無理がなく適しているとする「身土不二」。

　生命は一物全体で生命バランスが、保たれているので、主食の米は玄米、野菜も根菜など皮も捨てることなく調理する「一物全体」という原則がある。ベジタリアンにはない。

2．穀物主体の菜食（生菜食でなく調理した野菜）

　マクロビオティックは、主食として、その地方特産の穀物（精白した白米でなく玄米中心に、ソバや、麦、ヒエ、アワ、キビなど）。これを、全体の50～60％取るのに対して、ベジタリアンには、主食概念がない。また、マクロビオティックは残りの25～30％を調理した野菜（生菜食でない）、5～10％の味噌汁などスープ、5～10％豆や海草、5～10％体調により魚介類を取ることも可能。(筆者注：魚介類を取ることについては、ジャコ一匹取るべきでないという意見もある)

3．陰陽調和

　マクロビオティックでは、「陰陽原理」を学んでバランスのとれた食事を整える。野菜について言えば地表面を、基準とすると、上に向かって伸びる遠心力を持つ葉菜類や果物は陰性で、身体を冷やし、組織を緩める。逆に下に向かって伸びる求心力を持つ根菜類は陽性で、身体を温め組織を引き締めるなど、各々の性質に違いがあることを考慮して、身体に適した食事を調える。

4．調味料

　マクロビオティックでは、味噌、醤油などを、調味料として使用するが、古式製法で、無添加のものを使うようにし、砂糖については使用しない。塩については、精製した化学塩でなく、ニガリを適度に含んだ自然塩を使う。

5．乳製品

　乳製品を、不必要で、摂取しないのが良いとするマクロビオティックに対して、ベジタリアンは、こだわらない。

6．果物

　陰陽バランスを崩すものとして控えるマクロビオティックに対して、ベジタリアンは、こだわらない。

　以上が、マクロビオティックとベジタリアンの違いであると言う。

　関西の正食協会発行の雑誌『コンパ』及び『穀菜食のABC』（久司道夫著）からの引用ということで、以上マクロビオティックの視点から書き連ねてきたが、ベジタリアンの視点から見たマクロビオティックの位置づけはどうなのかという点でも見ておこう。

◇ベジタリアンの分類の中では、マクロビオティックはペスコ・ベジタリアン？

　主なベジタリアンの分類は4つに分類されるという。（『むすび』550号、正食協会）（『ベジタリアンの健康学』蒲原聖可著）

1　ビーガン　いわゆる純粋菜食の人
2　ラクト・ベジタリアン　肉や魚介類は食べないが、乳製品（ラクト）は摂取するというベジタリアン。

3　ラクトオボ・ベジタリアン　肉や魚介類は食べないが、乳製品に加え、卵（オボ）及び卵製品は摂取するというベジタリアン。欧米人のベジタリアンのほとんどが、このラクトオボ・ベジタリアンだと言われています。

4　ペスコ・ベジタリアン　フイッシュ・ベジタリアンとも呼ばれ魚介類を摂るベジタリアン。肉食を禁じてきたいわゆる伝統的な日本の食事や、魚介類の摂取をある程度認めているマクロビオティックの食事も、このペスコ・ベジタリアンにあたると考えられていますが、ベジタリアンの中では少数派です。ただし、ペスコ・ベジタリアンはベジタリアンとして認められないという意見もあります。

フランス語では、マクロビオティック、英語ではマクロバイオティックスと呼ばれるというこの食事法について、蒲原博士は、"アメリカでは魚を食べるベジタリアンは少数派だ。しかしマクロバイオティックスは魚を摂取するように説く、アメリカでの1つのベジタリアニズムだ。"と上記の著書で述べている。

◇日本のマクロビオティック界ではビーガン（純粋菜食）の考えも根強い

久司道夫氏が、日本で久司マクロビオティックの基準に基づいた認定店として認定しているレストランでは、魚介類のメニューが出されているから、上記のようなペスコ・ベジタリアンに分類されるのであろう。しかし、アメリカでのマクロビオティック（マクロバイオティックス）の普及、定着を進めてきた久司道夫氏に対して、日本国内でマクロビオティック界に大

きな影響力を与えていたのが大森英櫻氏であった。

大森英櫻氏は、食養指導者として、多くの難病を治してきていることで知られていた。そして大森英櫻氏は、魚は摂る必要がないという立場をとり、晩年の桜沢如一氏も、この考えであったといっている。また、昔の食養家が意外と早く亡くなっているのは、魚を食べていたことにも一因があるとの主張であった。

穀物を中心とした純粋菜食でやっていくのが、宇宙の法則から正しいのだと言っていた大森流の考え方に同調して、ジャコ1匹とらないでやっていくという考えも根強くひろまっている。

久司道夫氏、大森英櫻氏のお2人は、ともにカリスマ的な影響力というか、生前から伝説上の人物のような雰囲気を与えてきた。

大森英櫻氏は、残念ながら、2005年8月4日85歳で逝去された。まだまだご活躍を期待していたのに残念である。

一方、久司道夫氏は、最近日本での講演活動を、活発に行い、その影響力が高まって来ているので、魚介類の摂取をある程度認めるペスコ・ベジタリアン的なマクロビオティックが広まっていくことも考えられる。

◇ジョンとヨーコがやって来た‼久司ハウスへ（1976年）

マクロビオティックは、外からどのように見られているかは後で述べるとして、ジョン・レノンに関連してマクロビオティックを眺めていこう。エドワード・エスコさんは、久司学院の生徒が始めた月刊誌「イースト・ウエストジャーナル誌」に記事を書いていた。1973年の初めにニューヨークのグリニッチビ

レッジのジョンとヨーコのアパートに行きインタビューしている。その後1976年のある日、久司のボストンの屋敷にジョンとヨーコがおとずれた。その連絡を受けた時、エドワードさんは舞い上がってしまうくらい喜んだ。それでその時のことを詳細に記録している。その後レストランから特別なマクロビオティックの夕食を取り寄せ食べた後、エドワードさんはジョンに質問をした。

"私は、彼が今でも他のビートルズのメンバーたちとずっと連絡を取りあっているのかどうか尋ねた。そして彼らもまたマクロビオティックに興味があり、食養についての認識があるのかどうかを聞くと、ジョージ・ハリソンとポール・マッカートニーは2人とも菜食主義者であるということ、そして他のメンバーは高校時代の旧い仲間たちと一緒だとジョンは答えた。つまり、彼は彼らと多くのおもしろい冒険をしてきたが、学校を卒業するとクラスの友達と別れるように、ビートルズのメンバー達もそれぞれ自分に関心のある方向に行ってしまった。しかし彼は、時々ビートルズのメンバーと話もするし、親しみを感じていると言った。

それから話題がマクロビオティックに移った。ジョンは、何年か前に桜沢先生の本を初めて読み、その本が自分の人生と考えに深い影響を与えたと話した。桜

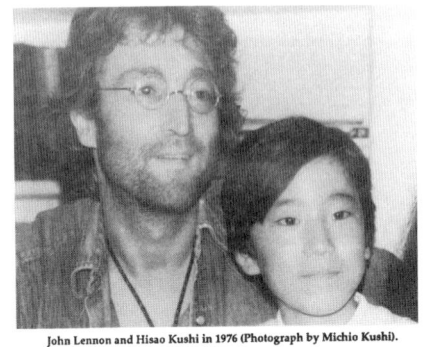

John Lennon and Hisao Kushi in 1976 (Photograph by Michio Kushi).

沢先生は、"信じ難いほどすばらしい人だ"と彼は言った。また、彼とヨーコは、ウイリアム・ダフティとグロリア・スワンソン（女優）夫妻とも親しく、グロリアはニューヨークのアパートでよく夕食をご馳走してくれた。ウイリアム・ダフティの書いた『シュガー・ブルース』（邦訳では、『砂糖病』で出版－日貿出版社）が丁度出版されたところで、ジョンはその本がこの10年間でもっとも重要な本だと思うと言った。"

夕食後に久司が撮影した久司の一番下の息子ヒサオ君とジョンの写真である。自分の家にジョン・レノンが来て一緒に食事をするなど全くの驚きで、ヒサオ君はおどおどして声も出なくなっていた。

別れ際にエドワード氏は、イーストウエストジャーナル誌がお気に入りだと言ったジョンの言葉を思い出し第1号からの完全なセットをプレゼントした。久司夫妻が、西洋式と東洋式で"さよなら"を示すため、握手をし深くお辞儀をした。エドワード氏は、思い出深い夜を振り返ってジョンの世界平和の賛歌『イマジン』の歌詞が心の中に浮かんできた。エドワード氏は、ジョン・レノンが、私達の共有の思いである"ワン・ピースフル・ワールド"をその生き方と特技で示してくれた先駆者だと気付いた。

エドワード・エスコ氏が記録した生前のジョン・レノンの思い出は、このようなものであった。

（大場淳二氏発行　日本版『ワン・ピースフル・ワールドニュースレターより』）

◇もしあなたが望むなら

　世界平和への願い「イマジン」とともに、毎年クリスマスの季節に、"戦争は終わる！あなたがそう望みさえすれば"と歌われる「ハッピークリスマス」。そして、1969年の11月15日、20万人の人が、ベトナム戦争に反対してニクソン大統領のいるホワイトハウス前で歌った「ギブ・ピース・ア・チャンス」。これらのジョンの歌は、未来は、私たちが、平和な、良い世界を望めば、その想像力によって、世界は、良い方向に進んで行くのだというジョンの思いを込めて歌われている。

　2004年12月8日、レノンが亡くなって24年後の命日。東京新聞は、社説で、この太平洋戦争開戦とレノンの命日である12月8日について『もしもあなたが望むなら』として次のようにコメントしている。

　　"太平洋戦争開戦の8日はまた、ジョン・レノンの命日としても歴史に残る日だ。海の向こうから銃火のにおいが漂う今だから、ジョンが願った「愛と平和」を世代を超えて歌い継ぐ日にしたい。（中略）

　　ここ数年、ビートルズの中心メンバーだったジョン・レノンとオノ・ヨーコが歌う「ハッピー・クリスマス（戦争は終わった）」を耳にする機会が増えた。

　　「戦争は終わる、もしあなたが望むなら」というコーラスが印象的なこの歌は、ベトナム戦争が泥沼化した1971年暮れに発表された。のどかな曲調とは裏腹に人種差別解消などを織り交ぜたジョン一流の反戦歌なのである。（中略）

　　"レノン忌"には、ラジオがこぞってジョンの特番を組み、

「ハッピー・クリスマス」を合唱するイベントが、国内のライブハウスでも無数に計画されている。まるであの「第九」みたいに。

　12月8日。戦争を知らない子供たちも、ロックミュージックを知らない大人たちも世代を超えてわずかな時間を共有し、ジョンの死と開戦の悲劇にしばし思いを寄せながら、「戦争は終わる、もしあなたが望むなら」という街の歌声に耳を傾け合いたいものだ。"

現実の世界を振りかえると、紛争やテロが頻発している。ベトナム戦争に反対して平和のためのベッドインをしたレノンが生きていたらどのような行動をしただろうか。

バルセロナ・オリンピックの1992年、『TV Asahi』は50億人のピース、『イマジンの心、オリンピックの心』として一面全面広告でイマジンの歌を掲載した。その4年後、1996年7月、アトランタオリンピック。残念なことに平和の祭典であるはずの会場で、爆弾テロにより2人が死亡、100人以上が負傷した。

閉会式で被害者の冥福を祈った後、スティービー・ワンダーは、再びこのような悲劇が繰り返されないようにとの願いを込めて、ジョン・レノンの『イマジン』を熱唱した。

スティービー・ワンダーは、東京の原宿にあるマクロビオティック　レストラン『MOMINOKI HOUSE』（もみの木ハウス)を、よく訪れている。壁には、オーナーと供に写ったスティービーの写真が飾られている。自然食愛好家のマイケル・ジャクソンやジャネット・ジャクソン、ポールと亡くなった先妻のリンダ・マッカートニーも、この店の料理を食べている。また、何回かエネルギッシュなコンサートツアーを日本で行っている

ミック・ジャガーを中心としたロックグループ、ローリングストーンズの来日時の食事を用意したこともあった。
その時のメニューは、
  （1日目）ひじきの煮物、さやいんげんとさやえんどうのスチーム、小松菜のごまよごし、豆腐のステーキのジンジャーソース、玄米焼きおにぎり。
  （2日目）なすのしょうが焼き、大豆ソーセージ、キャベツのスチーム、ほうれんそうのクリーム煮、玄米あずきご飯。

このような玄米と野菜中心の食事が10日間続いたという。なお、スティービー・ワンダーの好物は豆腐ステーキや玄米ご飯、グルテンで作ったしゅうまいというのがシェフを務める山田さんの話である。

◇そして2005年トリノ五輪でのオノ・ヨーコさんのスピーチ
　2005年、イタリアでのトリノ冬季五輪。トリノ五輪組織委員会は、テロや紛争が絶えない世界へ、平和のメッセージをアピールするのに最適な人として、オノ・ヨーコさんを開会式に招いた。
　開会式の壇上で、ヨーコさんは、「イマジン　ピース（平和を想像してみよう）」と語り始め、「10億の人が平和を考えるだけで、何が起きるかを考えて。私たちは世界を変える力を持っている」。そして「平和でありたいと考えればその意思は世界中に広がる。夫のレノンが『みなが平和に暮らす日を想像してみて』と歌ったように」と結んだ。
　続いて、英国のロックミュージシャン、ピーター・ガブリエ

ルさんが「イマジン」を歌い始め、観衆も加わって大合唱になった。

(毎日新聞より)

◇マイケル・ジャクソンの場合

　超スリムな体でエネルギッシュにステージを動き回りファンを魅了したマイケル・ジャクソン氏、2009年6月26日50歳という若さで世を去った。世界で1億枚以上を売り上げた「スリラー」、後半生は児童虐待で訴えられたり、スキャンダルにまみれ精彩を欠いたが死後多くのファンがその死を悼んだ。彼の専属シェフもマクロビオティック料理クラスを終了したイタリア人コックだった。

　ベジタリアンの彼が口にするのは新鮮な野菜と果物だけと1993年1月15日号の『週刊朝日』は報じている。そしてマイケルの世界ツアーにも同行して毎日の食事を作ったというのがイタリア人でありマクロビオティック料理法クラスを修了したコックのサドナ・シン・カルサさんである。この記事では、マクロビオティックが、マイクロビオティックと誤記され、マイクロビオティック（生体維持と食物成分を関連づけた）と、かっこ書きされている。スティービー・ワンダーの歌『ブラックマン』の歌詞翻訳の時にも、マクロビオティックが誤ってマイクロビオティックと記載されていたが、どうもマクロがマイクロに取り違えられることが多い。

　ところでこのカルサさんは、マクロビオティック料理クラスの修了後、ロサンゼルスでグルメ野菜料理の仕出し屋を始め、その時以来の常連客がマイケルであり、その他に歌手のバーバ

ラ・ストライザンド、俳優マイケル・ジェイ・フォックス、マドンナのプロデューサーなどハリウッドの有名人が多かったと伝えている。そしてカルサ氏は「体に負担が少なく精神的な安定が得られる東洋の食生活にアメリカ人が注目していますね」と述べている。

6月26日の以降様々な週刊誌がマイケルの死を取り上げたが、『週刊新潮』はマイケルの死を報じた記事に「フライドチキンも食べたベジタリアン」という見出しをつけている。

その記事を見てみると

親しかった日本人友人の言葉として

菜食主義者のイメージが強いマイケルだが……。

追悼式でもマジック・ジョンソンが言っていた通り、実はケンタッキー・フライドチキンが大好き。部屋にはチキンがはみ出すほど山盛りのバスケットがいつの間にか届いていた。僕らにも勧めつつ、マイケルは黙々と食べていましたよ。移動中もケンタッキーを見かけると「KFC！」と叫んでいたから、本当に好きだったんでしょうね。

蒲原聖可氏は、その著書『ベジタリアンの健康学』でチキンを食べるベジタリアンについて次のような解説をしている。

ポゥヨゥー・ベジタリアン（pollovegetarian）

スペイン語由来のため、ポロではなくポゥヨゥーと発音する。ベジタリアンであるが、例外の食品として鳥肉をとる人々のことだ。

ニューヨークでこの種類のベジタリアンは、たいていヒスパニックである。彼らが食べるのは、主にチキンだ。その他にはターキー（七面鳥）なども。また、ダチョウの肉は低脂肪、低

カロリーであるが、安くないという欠点がある。

一般にポゥヨゥー・ベジタリアンは、養鶏などでケージに入れて食用に飼育されたものより、自然に近い環境で放し飼いにされた鳥の肉を好む傾向にある。

マイケルの華麗に動き回るダンスのエネルギーも、「KFC！」のチキンから得ていたのかも知れない。

◇もう一人のジョン（ジョン・デンバー）と久司氏

ジョン・デンバーの名前は知らなくても、『カントリーロード』（邦題、故郷へかえりたい）など、愛と自然を澄んだ歌声で歌い上げたことで知られている。ジョン・デンバーは、1997年 軽飛行機の事故で惜しまれつつ天国へ旅立ったのであるが、その彼がマクロビオティックへどのようなきっかけから興味を持ったか、そして実践するようになったのか。それはコンサートツアーのコック探しから始まった。

> 数年前、アメリカで一大コンサート・ツアーをしようと準備していた時のことです。私は、ツアー中の体調が維持できるような料理を作ってくれる人が欲しいな、と思っていました。その頃すでに赤身の肉と砂糖はあまりとらなくなってきていて、自分がいわゆるベジタリアン食に傾いているのがわかっていました（もっともチョコレート中毒は治らず、アイスクリームも大好きでしたが）。

そんな時に現れたのが、ロン・ルミーアというコックさんでツアー中、ロンの料理を食べていると信じられないくらいエネルギーがあふれ、非常に心が澄み、内面的に穏やかだったとい

う。そしていつになく声は大きくきれいで、体が軽く健康だと感じた。

ところが家に戻って、またいつもの食事をしていると、まるで違う。よく眠れず、けだるく、体がスッキリと動かない感じで、怒ったり、うろたえたりしやすくなった。

それからです。ジョンがマクロビオティックについて学び始めたのは、陰陽について、バランスについて、久司と彼の書いた本について。

それ以来マクロビオティックに協力するようになった。マクロビオティックについて知れば知るほど、これが広まれば地球上から飢えをなくせるし、がんと心臓病も治せる。平和とは、夢や幻でなく、現実に可能なものになると確信したという。

最後に　平和を願って　ジョン・デンバー　コロラド州アスペンにてと結んでいる。

ツアー中、ロンの料理を食べていると、信じられないくらいエネルギーがあふれ、非常に心が澄み、内面的に穏やかでした。（ストレス・プレッシャーに影響されなかったのです）いつになく声は大きくきれいで、体が軽く、健康だと感じました。

このような実感が得られたから、ローリングストーンズ、マイケル・ジャクソン、スティービー・ワンダーらがマクロビオティックを取り入れたのだろう。

◇**マクロビオティックは眠っていた可能性を開花させる**

このあたりの事情について久司は、マクロビオティックによって歌手であれば、男性は朗々とした、女性は格調の高い声質に変わると述べている。さらにマクロビオティックにより、

直感力が出てきたという人もいて、正しい食事法の実践は眠っていた可能性の開花にもつながると言っている。

2人のジョン（レノン、デンバー）について、2人から個別に相談を受けた経験から、まず、デンバーについては、

　"歌手のジョン・デンバーの場合、マクロビオティックを始めたきっかけの一つが、子供ができないという悩みでした。私は彼に相談を受けたとき、ドラッグをやめることと、食生活を改善することを真っ先にアドバイスしました。

　その後、子供にも恵まれ、体中にエネルギーが満ちあふれることを実感した彼は、マクロビオティックについて改めて学び、食生活を通じて世界平和を実現することに意欲的でした。コンサートの歌の合間にも、よくマクロビオティックの話を入れるなどして、普及活動を続けました。
（中略）

　マクロビオティックを実践していたあのジョン・レノンの場合も食改善によって声と共に音楽傾向も変わり愛や平

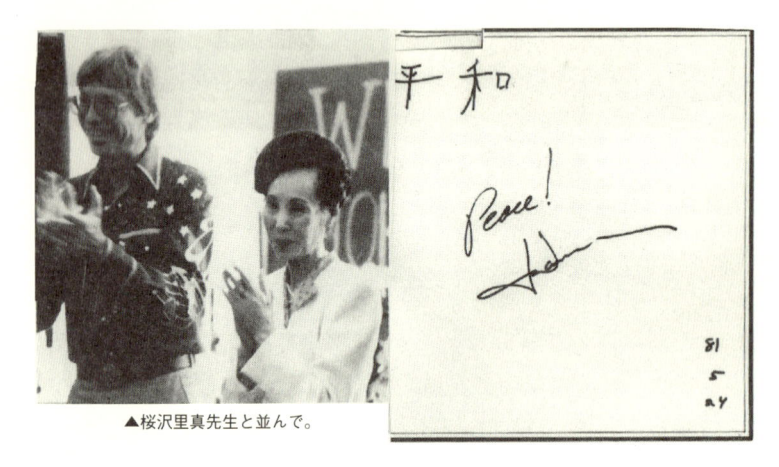

▲桜沢里真先生と並んで。

和のメッセージを歌うようになりました。"
そうなのか！
『イマジン』、『ハッピークリスマス』、『ギブ・ピース・ア・チャンス』などの平和を祈る歌にもマクロビオティックは影響していたのかもしれない。
　ジョン・デンバーは生前、レノンと同じく久司邸も訪れたばかりでなく、さらには日本のマクロビオティックの総本山（マクロビオティックは宗教ではないが、例えて）と言えばわかりやすいだろうか、新宿から小田急線で5駅目、東北沢にある日本ＣＩ協会を訪れている。
　当時会長であった桜沢リマ氏を、表敬訪問し、色紙に平和の文字をしたため、そのさわやかな歌を披露して帰国した。
　さて、ジョン・レノンに話を戻そう。ジョンの生前の思い出、あるいは伝記を何冊か、読んでみると、覚醒剤、麻薬に、時に耽りすぎるような記述がある一方で、そこかしこに、かなり熱心に玄米食を基本とする自然食をやっていたジョン・レノン像が浮かび上がってくる。
　フレデリック・シーマンの『ジョン・レノン最後の日』には、シーマンがジョン・レノンの世話係として雇われる時に、その仕事の内容として買い物、ファンレターへの返事を書くことと、玄米を炊くのを手伝うように言われる。玄米を炊いたことのないシーマンがとまどっているのを見て、ヨーコ夫人は、「心配いらないわ、玄米のことなら、ジョンが何から何まで教えてくれるから」と言っている。また、ジョンは、禅式長寿法の導師の食事を取り入れており、誰もがそれに習うべきだと主張していたという。絶え間ない咀嚼の実行、一口ごとに20回噛まね

ばならなかった。食べ物を液体で流し込めば、消化酵素、特に食物の消化のきっかけとなる唾液中の酵素プチアリンの消化力を取り去ってしまうと彼は聞いたことがあったため、ダコタアパートでは、食事と一緒に何かを飲むのを禁止されていた。エリオット・ミンツはジョンとヨーコが、禅式長寿法レストランで食事をしている時に、話しかけると、ジョンは口に指をあて、話しちゃだめだと彼を叱ったという。(くつろいだ会話をしながら、楽しい食卓というイメージではないのかな？いつもこうではなかったのであろうが。筆者)

◇禅式長寿法の導師とは、久司道夫氏のことだったのであろうか？

　ボストンの久司邸をジョン・レノンが訪れた1976年という年は、ジョンにとっては、どんな年であったのだろう。1975年にジョンは、別居生活をやめ、ヨーコ夫人と再び暮らし始め、この年10月9日のジョンの誕生日に息子ショーンが生まれている。子供も生まれ、今までの生活をやり直そうという気持(レノンの歌にスターティング・オーバーという曲がある)が、夫婦そろって、禅式長寿法の導師である久司道夫氏の邸を訪れ、その教えを、受けようとさせたのかもしれない。

　前述した久司邸訪問時のジョンの言葉の中に、久司道夫氏のさらに導師である桜沢如一氏の本が、ジョンの人生と考えに深い影響を与えたという個所がある。それでは、その桜沢如一氏の本は何と言う本だったのであろうか。桜沢如一氏は生涯300冊以上の本を書いている。『ゼン・マクロビオティック』については、何か国語にも翻訳されているので、この本であったの

かもしれない。

　次に、この10年間でもっとも重要な本だと、ジョンが言っていた『砂糖病・シュガーブルース』については、前に述べたジョン・レノンの世話係のシーマンに対してレノンは、やはり、この本を絶賛して、地元の健康食品店で探してみるよう薦め、砂糖の危険性を熱っぽく講義した。その時になぜ自然食を始めたかも話している。レノン夫婦が、ヘロインをやめるため中国人の鍼灸師に診てもらった時、自然食の食事療法に切り替えるようアドバイスを受けた。そのおかげで、ヨーコ夫人は妊娠し、無事ショーンを出産した。（このあたりジョン・デンバーの話に似ている）

　それ以来、神経質に自然療法にこだわっているわけではないが、健康的な自然食品をとるように心がけて、加工処理した食品には、嫌悪感を抱いていて、糖類や人工甘味料が含まれているものは口にしないという。

◇レノンがほめた『砂糖病・シュガーブルース』という本
　一昔前のハリウッドの大女優グロリア・スワンソンの前夫ウイリアム・ダフティの書いた『砂糖病・シュガーブルース』（日貿出版）。
　砂糖病＝シュガーブルースとは、砂糖の摂取によって引き起こされる様々な精神的苦痛である。

　　"砂糖が使われているのは清涼飲料水、菓子類ばかりではないのです。缶詰、パン、ビール、酒、煙草にまで、砂糖が使用されているし、また、マヨネーズ、ソース、ケチャップなどの調味料にも砂糖が混入され、私たちは、知らぬ間

に大量の砂糖を摂取している。砂糖が、体にとって有益あるいは無害だとしたら問題はない。だが、もし、砂糖がヘロインやモルヒネなどの麻薬と同じ化学薬品であり毒だとしたら？"

という衝撃的な言葉が、表紙カバーの裏をめくると飛び込んでくる。

シュガーブルースの最たるものは、糖尿病、壊血病、脚気などであり、肥満、倦怠感、偏頭痛、疲れ目、虫歯、これらも皆シュガーブルースである。この本では、砂糖がなぜ大量に売られるようになったのか、その歴史的、社会的背景にも切り込み、西洋文明の根本的批判にまで及んでいる。

2006年食品添加物を取り上げてベストセラーになった『食品の裏側』の著者安部司さんは。「例えば低果汁のジュースですが、500ミリリットルのペットボトル1本に60ミリリットル以上の糖分、主にブドウ糖果糖液糖が入ってます。砂糖に換算したら50グラム、計量カップ半分です」と、なんと今も続く大量の砂糖を指摘している。

ところで『砂糖病・シュガーブルース』の著者ダフティ氏は、最後の章でシュガーブルースを脱する為の食餌療法を紹介しているが、そこで紹介されているのは、意外にも玄米、海苔、昆布、梅干、漬物などの日本古来の食生活である。

◇ ダフティ氏推奨の携帯食は『おにぎり』

本の中でダフティ氏は、おにぎりの素晴らしさを次のように述べている。

"この前の大陸横断旅行の際、私はおにぎりという素朴

な携帯食の素晴らしさを発見した。その作り方を紹介すると、まず、玄米を炊き、それを冷ます。次に海苔をシャッキとするまで遠火で焙る。それから、梅干を適当な量だけ種を除いておく。ご飯粒が手に粘着しないように、海塩を溶かした冷水に両手を浸してから、一握りのご飯を手に取り、握りながら丸く形を整える。次に梅干半個分を、真ん中に押し込み、焼いておいた海苔でご飯を包む。でき上がったおむすびは、余り厳重に包み込んではいけない。空気が多少通うようにしておく。梅干の作用によって。ご飯は3、4日は黴が生えたり腐ったりはしない。焼海苔に覆われているため、ご飯はなかなか乾燥しない。あとはドライブ中にお腹が空いてきたらパクつけばいいのだ。一口ずつ、ゆっくり時間をかけて、良く噛むこと。これは、消化にとっては大切なことだ。海苔がご飯の余分な湿気を吸収するためご飯は柔らかく噛みやすくなる。梅干がご飯にすばらしい風味を添えてくれる。これで、ドライブは快適、いやそれ以上のものになる。"

◇この本で、ダフティは、桜沢を賞賛する2人目の外国人

　日本食の良さを、ダフティは、『砂糖病』の本の中で、述べる、一方、日本語版への序文で述べているように、この本が、桜沢如一（ジョージ・オーサワ）の生涯と業績に人々の目を向けさせる一助になればと思っており、「私の家族、いや私たちすべての家族は、桜沢に実に多くのものを、負っているのである」とまで言っている。

◇ジョン・レノンが影響を受け、ウイリアム・ダフティほか多くの外国人に影響を与えてきた桜沢如一という日本人

それでは、イマジンの曲に影響を与えた"ワン・ピースフル・ワールド"を提唱し、アメリカのマクロビオティックセンターの代表であり、アメリカ文化、特に食文化に大きな影響を与えたことによりアメリカのスミソニアン博物館にその資料が永久保存されることになった久司はどのようにして、この桜沢と出会い、マクロビオティックの道に進むことになったのであろうか。そして、なぜ、マクロビオティックと、"ワン・ピースフル・ワールド"の考えが結びついたのか、久司の経歴に、まず焦点をあて、その後に桜沢の人物像を、掘り下げていくことにしよう。

第2章　アメリカのシュバイツアーと呼ばれた人

◇アメリカのマクロビオティックセンターの代表、ミチオ・クシ

　まず、久司の略歴を見てみよう。

　久司道夫は、1926年和歌山県に生まれ東京大学法学部　同大学院卒業。在学中、国際法の研究から、当時世界政府運動を展開中の桜沢に出会う。桜沢の説く東洋哲学──「宇宙の秩序」の思想に共鳴、桜沢塾に学ぶ。その後渡米してコロンビア大学大学院に学ぶ。

　そして、相対性理論で有名なアインシュタインや文学者のトーマス・マンなどの世界的に著名な学者や研究者たちとの対話と現代アメリカ社会の観察を通して、人類の平和は心と身体のバランスによって実現されると悟り、古代ギリシャの哲学者ヒポクラテスの思想からヒントを得て、広く世界の各地で適応できる、健康と平和を目的とした食事法を発展させました。

　以来40年、玄米やその他の穀物を中心とした伝統的な日本食を基礎に世界化された食事法は、その東洋と西洋を融和させる独自の代替医療的体系とともに、アメリカを始め世界のあらゆる層の人々に急速に広がっていきました。糖尿病やがん、エイズなどの現代病に悩む人々や国家にとって、計り知れない恩恵をもたらしたからです。

　アメリカの食生活を変え世界の食生活を変えるこの食事法は、まさに21世紀の世界平和に貢献する"食の革命"なのです。

　今、久司道夫はアメリカのシュバイツアーと呼ばれています。（久司道夫先生ご夫妻米国国立スミソニアン歴史博物館殿堂入り顕彰パーティのご案内より…久司道夫先生ご夫妻顕彰パー

ティ実行委員会)

　以来今日までほぼ30年間にわたり、北米、南米、ヨーロッパ、極東と広汎に東洋の医学、哲学、文化を説きマクロビオティックのセミナー、講演を通じて活発な運動を続け、多くの支持者を集

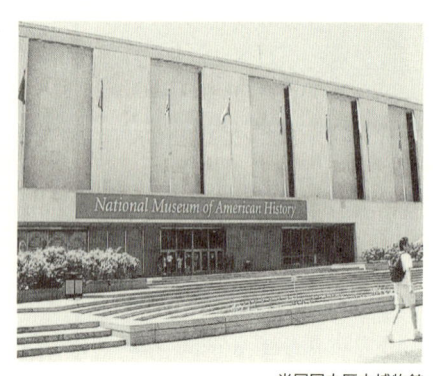

米国国立歴史博物館

めてきた。そして、このような活動が評価され、日本人として初めてスミソニアン博物館に、アメリカでのマクロビオティックの普及活動の関連資料が記録保存されることになった。1996年、国立アメリカ歴史博物館スミソニアン インスティテューションの科学医療社会部門から、多年にわたりアメリカの栄養や生活様式の変革に及ぼして、人類の健康と世界平和に貢献した久司を中心とするマクロビオティックに関する文書や資料を、国家的資料として蒐集して保存し、研究者、学生、一般人に広く無料で公開したい旨の要請があった。

　『クシマクロビオティック』創刊準備号スミソニアン特集からスミソニアンへの展示、そして米国国会下院公聴会での久司の証言の記事を見てみよう。

◇国立アメリカ歴史博物館に摺り鉢、まな板なども展示

　このスミソニアン インスティテューションは、国立アメリカ歴史博物館のことであって、アメリカの国家歴史の重要資料を蒐集し(蒐集されているのは、歴代の大統領やアメリカの歴

史に功績のあった人物、例えばエジソンやライト兄弟の活動資料)、保存し、展示して、研究者、学生、訪問者の勉強に役立てることを目的としている。

　集められた資料は200点以上に上り、ボストンのクシ・ハウスや関係者によって実際に使われ、あるいは保存されていたマクロビオティック運動の初期の頃のパンフレット、写真、ビデオテープや、番茶、梅干などの商品パッケージ、また摺り鉢、まな板、包丁などの調理器具などもある。

　米国民でなく、日本人である久司が国立の歴史博物館に殿堂入りしたのは、久司とマクロビオティックが確かにアメリカ国民の生活、とりわけ食生活と代替医療・健康法に多大な影響を与え、アメリカ合衆国の歴史に大きな潮流を作ったと評価されたからに他ならない。

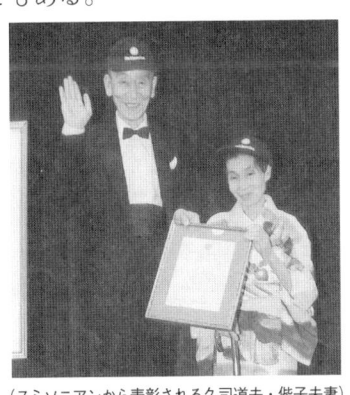

(スミソニアンから表彰される久司道夫・偕子夫妻)

◇下院においても、久司の功績を高く評価し、下院はいつでもサポート

　下院において、久司の功績を高く評価するという提案がなされ、それが議事録に採用された。(アメリカでは、議会の姿勢・意向を表明するのに、このような方法がなされるという)

◇6月10日には下院公聴会で久司ががんに対するマクロビオティックアプローチを証言

テーマは「女性のがんにおける早期発見と補完代替医療の役割」。ここに久司が招へいされ、マクロビオティックの食事法とライフスタイルを実践することで多くの患者ががんを克服してきたことを証言した。(中略)

そして、この公聴会にはマクロビオティックによってガンを克服した6人の女性も出席している。

続いて久司は、政府が援助すべき事柄について提案して証言を締め括った。

◇日本においても久司のスミソニアン博物館顕彰記念パーティが盛大に行われた。

この時久司70歳

東京で行われたスミソニアン博物館顕彰記念パーティのパンフレットを見ると、久司道夫御夫妻顕彰パーティ賛同者として西口　勇 和歌山県知事を筆頭に47名の著名人が賛同名簿に名を連ねている。その中で国会議員が衆参合わせて12名(2人の元、前の方を含めて)いらっしゃる。

衆議院議員として

　　　　西　　博義　議員
　　　　岸本　光造　議員
　　　　平野　博文　議員
　　　　二階　俊博　議員
　　　　中西　啓介　議員
　　　　谷口　隆義　議員

参議院議員として
　　　　　泉　　信也　議員
　　　　　魚住裕一郎　議員
　　　　　世耕　弘成　議員
　　　　　鶴保　康介　議員
　　　　　和田　教美　元議員
　　　　　前田　勲男　前議員

それだけスミソニアンにその資料が永久保存されるということは意義のあることなのであろう。

久司は、現在、ボストンに本部を置き、教育、文化機関である「イースト・ウエスト・ファンデーション」の会長や「クシ・インスティチュート」の院長などを務める。そこで学んだ多くの人たちが世界各地にセンターをつくり活躍している。出版部門では月間雑誌「イースト・ウエスト・ジャーナル」を発行し、高く評価されている。(ジョン・レノンお気に入りの雑誌であり、この完全なセットをエドワード・エスコは、レノンが久司邸を訪問した際に贈呈している)

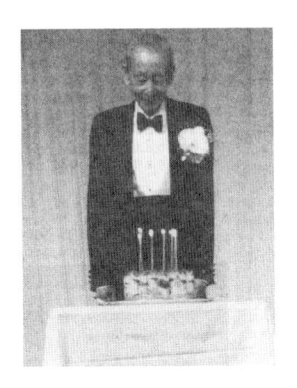

◇ 2006年久司道夫80歳。誕生パーティが大阪で催された

民主党の羽田元総理、鳩山由紀夫幹事長、末松代議士が忙しいなか出席しお祝いするほどのVIP待遇である。

そして鳩山由紀夫氏は2009年9月、とうとう総理大臣になったが、沖縄の基地問題の解決などがうまくいかずに

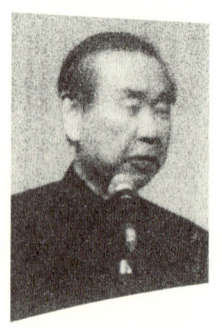

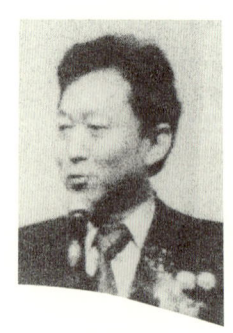

羽田　孜 元首相　　　鳩山民主党幹事長　　　　　　末松代議士

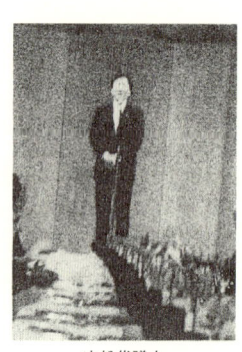

総理大臣を辞任している。従って羽田、鳩山の元総理2人が国会活動の忙しいスケジュールを調整して参列されていたということになる。

　2002年久司道夫76歳の時には、幹事長（当時は民主党代表）夫人鳩山　幸さんが久司道夫氏を招いてクシ・マクロビオティック食事法の講演会を催している。講演会会場は文京区の鳩山会館。そのようなつながりから80歳の誕生日のお祝いにも出席されたのだろう。

　　久司は「人の身体は環境と食べ物から成り立っている。がんなどの病気が増えているのも食生活が偏っているから。これをたださないと駄目。例えばアトピーも乳製品を取りすぎて穀物や野菜が不足しているから起きる。ひじきには牛乳の13倍もカルシウムが含まれている」などと、食の見直しを訴えた。　（平成14年6月17日、東京新聞）

◇幸夫人の著書『スピリチュアルフード』はマクロビオティックについて

「マクロビオティック」に出会った喜び、それとともにテンペやセイタンなどマクロビオティックならではの食材にも出会い、作る食事にレシピの選択肢が増えたと言っている。

◇末松義規代議士とマクロビオティックとの関係

『週刊新潮』2006年4月20日によると末松氏は、昭和55年に一橋大学を卒業し、外務省に入省。在イラク大使館や、中近東アフリカ局などの勤務を経て、平成8年に衆議院選挙に出馬。当選4回を数える。

夫人がアドバイザーをしていた「マクロビオティック」なる食事療法にのめりこみ、盛んに議員仲間にも薦めるようになった。

末松氏は党内でマクロビオティック勉強会を立ち上げる。呼びかけ人は、末松氏の他に、羽田孜元首相と鳩山由紀夫幹事長。これまでに、議員会館内の会議室などで、何度も会合が開かれている。

「マクロビオティックを実践すれば、生活習慣病は避けられ予防医療にもなる。国民の健康のため、そして医療保険赤字解消のため私はマクロビオティックを広めたいと思っています」

これが、末松義規代議士とマクロビオティックの関係である。34兆円を超える膨大な医療費削減のためにマクロビオティック普及に末松代議士に活躍してもらいたい。

さて、久司はアメリカのシュバイツアーとも呼ばれたという。それは何故か。

◇エイズ患者への真摯な協力がアメリカのシュバイツァーと呼ばせた

久司道夫著『マクロビオティック入門』(かんき出版)の本に巻かれている腰巻にも、久司を、次のように紹介している。

「ボストンにアメリカのシュバイツァーと呼ばれる有名な日本人がいる。西洋医学が見離した患者を『マクロビオティック』で救っているという」

シュバイツァー博士といえば、未開の土地アフリカ大陸が、「暗黒大陸」と呼ばれていた頃に、華々しい経歴も投げ捨て、アフリカのらい病患者などの救済に専心した方である。最近の例で言えばインドのスラム街で、人々の力になったマザー・テレサがシュバイツァー博士に匹敵するであろうか。

久司のどのような活躍が、アメリカのシュバイツァーと呼ばせたのであろうか。

「西洋医学が見離した患者を『マクロビオティック』で救っているという」行為が、まるで、かつてシュバイツァー博士が自分のことを省みずアフリカの人たちのために尽くした行為に比肩されたのだろう。

エイズの患者たちを、救おうと久司が決めたきっかけになったのは、1983年のある日、久司がたまたま見ていたテレビの報道であった。

　"その番組では牧師と医者が7、8人で対談をしていて、牧師が最後に「エイズは同性愛者にしか発生しないから、これは天罰だ。神様の罰だ」と言った。

　それを聞いて久司はカッとなった。マクロビオティックの実践者としてはこれも珍しくカッとなったという。【筆

者注：マクロビオティックの実践者は、肉食者と比べて穏やかであるという考えからするとカッとするのは珍しいということなのであろう】

　それからは、久司のエイズ患者への治療を通しての活躍が始まる。

　　200人ほどエイズの患者やそのパートナー、それにお医者さんや看護婦が集まった前でエイズは、免疫力さえ高めれば治るのだと話した。免疫力が低減したのは、砂糖を多く含んだものを食べ、チョコレートを食べ、ミルクセーキを飲み、それから熱帯性の果物をたくさん食べたからだ、などと話をした。強い陰性の食べ物ばかりの食べすぎが原因であるわけだ。

　　日常的に高カロリー高脂肪、高タンパク質の食事をしているから、バランスを取るために甘いものが欠かせない。その結果、膵臓の機能が低下して慢性的な低血糖症になり、どんどん甘いものが欲しくなる。

　　そうした話をしながら様子を見ていると、そんなことが原因だとは思えないらしく、どうも気乗りがしない様子だった。

◇患者との料理講習会
　　最初は40人ほどに玄米の炊き方、味噌汁の作り方、キンピラの作り方を教えていくと、回を追うごとに参加者が増えるようになりました。

　　陰性の食べ物が細胞組織を緩め、血液を薄くしているので、玄米と野菜を中心に、海藻類が入った味噌汁を食べさ

せて中庸に戻し、原因となったトロピカル・フルーツやジュース、ミルク、アイスクリームなどの甘いものはもちろん、動物性食品も禁じました。

動物性食品は、酸性食品であり、血液が酸化して細菌やウイルス性の病気に対して耐性が弱まる。その理由は、血液を浄化する腎臓の濾過装置に対して動物性タンパクは分子が大きくて、また血液中に流れ出てしまい、それが毒性を持つからです。

◇客観的データを採取（科学的に研究しないと、社会的に認めさせることが難しいため）

マクロビオティック食を続ける患者には症状が良くなりつつあることは分るが、その変化を科学的に研究しないと、社会的に認めさせることが難しい。客観的データが採れないと、本当に良くなっているのかどうか証明できません。

その研究資金を求めましたが、全部断られました。エイズと食べ物となると、誰も関係があるとは思わない。ニューヨークの女医さんがボランティアで採血をしてくれることになった。その血液検査は、ボストン大学の細菌教室がボランティアでやってくれることになりました。

激減していた白血球が正常値に戻ることが分かり、その結果をボストン大学が、医学誌で研究発表をしました。マクロビオティック食によってエイズ・ウイルスに対する抵抗力が劇的に増加することが証明されたのです。データもそろっているがしかし、当時は、食事で治しては医学ではなかった。科学的なデータがそろっていても医学会は無視

した。

　医者たちが取り上げなくても、患者の間にマクロビオティックは効くのだという話は伝わるので、マクロビオティック食を実行するエイズ患者があちこちに増え広がっていったわけです。

このような、エイズ患者たちへの治療の取り組みの過程で、久司と妻の偕子さん（先に"久司先生夫人アベリーヌ"と書かれていた方である。洗礼名のように欧米人に分かりやすいようにという意味もあったのであろうか、アベリーヌを使っていた）のエイズ患者に対する思いやりの姿勢、つまり医者にさえ恐れられて、誰もエイズ患者たちには触れない。それに対して、久司と奥さんは、患者と抱き合ったり、握手をしたり、一緒の食器で食事を共にして患者たちを励ました。

あなたは、このように、患者を励ますことができるだろうか。久司は「家内や講師は（自分も含めて）正しい食生活を続けているので免疫力が十分あると分かっています」だから親身になって励ましの姿勢を示すのに何ら不安はなかったと言っている。そのような、久司たちの暖かい対応は、エイズ患者たちを感激させ。「ボストンにアメリカのシュバイツアーと呼ばれる有名な日本人がいる。西洋医学が見離した患者を『マクロビオティック』で救っているという」うわさとして広まっていったのであろう。

たとえ、免疫力があるからと分かっていても、久司と奥さんたちの示した患者の人々への親愛の情を、あなたは示すことができますか。

第3章　今日本で再評価されるべき人

◇久司道夫氏を評価される国会議員の方々へ声を大にして告げたい

　久司道夫氏を称賛する羽田議員、鳩山議員はじめ多くの国会議員の先生方、久司さんと同じようにがんやほとんどの病気の原因がライフスタイルと日常の食べ物にあることを既に昭和41年の国会で発言していた血液生理学の先生がいるのですよ。

　その後多くの癌患者をはじめとする難病患者を治癒に導いてきました。その人の名前は森下敬一博士です。久司さんを称賛するのであれば同じように森下博士の功績も正当に評価されるべきです。

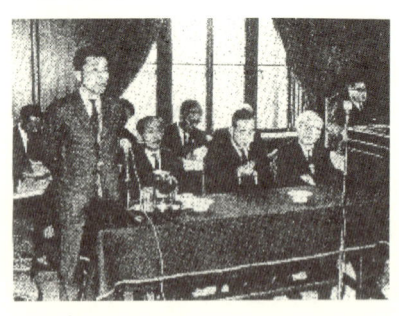

国会で証言する森下博士

　今こそ国会での昭和41、43年の森下博士の発言記録を吟味し間違っていたがん治療を反省し、もう一度、森下博士を国会に呼び、その後のアメリカでのがん治療の変遷（森下博士が発言していたように食事とがんの関連を述べたマクバガンレポートなどの影響によりがん死は減ってきている）なども加味し検討すべき時にきていると思います。何しろがんによる死亡者はうなぎのぼりで35万人を超え3人に1人ががんで死亡する時代になっているのですから。

　森下博士を国会に再度招くときには、手術、抗がん剤の過酷ながん治療に批判的な『患者よがんと闘うな』の著者慶応大学

の近藤誠先生、手術、抗がん剤、放射線治療はがん患者の免疫力を奪いかえって自然治癒力を衰えさせてしまうと主張している免疫学の大家、新潟大学大学院教授の安保徹先生も招いてみると、今後のあるべきがん治療というものがはっきりしてくると思います。また久司さんもアメリカの下院の政府改善委員会で発言したように日本の国会でも発言してくれると良いと思います。

なにしろ2009年には森下博士の考え方「がんは食事で治る」を裏付けるような外科医などからの発言、出版が相次いだ。

1月には、琉球大学名誉教授　医学博士　伊藤悦男先生の『がん患者は玄米を食べなさい』が出版された。まさにその表題どおり、がん患者に、玄米を食べることを勧めていらっしゃる。

その本の内容は、伊藤先生が、琉球大学医学部教授を定年退官するまで続けていた「各種穀物および玄米に含まれている抗がん成分」というテーマの研究である。研究室の学生たちと数え切れないほどの実験を重ねるなど、研究は三十数年にも及んだ成果が述べられている。

　　昔から玄米粥は病人食として広く用いられてきました。玄米粥というのは洗った玄米をきつね色になるまで煎り、多めの水を加えて粥になるまで煮込んだものです。重湯ならどんなにひどい胃腸の病気を持った人でも、無理なく食べることができ、重宝されてきました。

　玄米の効用はそういう胃腸病だけではありません。数年前、私はテレビで、あるがん患者のグループの方々が玄米食を食べ続けているという報道番組を見ました。その内容は、医者に短い余命を宣告された末期がんの患者さんが、

毎日玄米を食べ続けることで数年、人によっては十数年も延命しているというものでした。現代医学の常識からすれば奇跡としか言いようがないでしょうが、その番組を見ながら私は、思わず膝を打ったものです。玄米食によってがん患者さんが延命するというのは、奇跡でも偶然でもありません。はっきりとそう明言できるのは、玄米の持つ抗がん作用を初めて科学的に解明したのが、ほかならぬ私自身だからです。

『週刊文春』9月10日号には、現役の消化器外科医の癌治療に食事療法を取入れざるを得なかった実情が掲載された。

　最近、がん体質を改善し、がん再発を防ぐ食事療法として済陽高穂氏（東京・西台クリニック院長）が提唱する「栄養・代謝療法」が注目されている。氏の専門は消化器外科。東京女子医大助教授、都立荏原病院外科部長、都立大塚病院副院長を歴任し、4,000例以上を手術してきた。

　なぜ外科医が、現代医学では異端とされる食事療法に目を向けたのか。

　「7年前、都立病院で7年間に手術した1,406例の治療成績を調べたのがきっかけです。7割はいくかと思っていたら5年生存率が52％。愕然としました」根治手術、つまり肉眼的にとれるがんは全てとれた患者でさえも、治癒の目安とされる五年生存率は半分強、残り半分の患者は、手術は成功したにもかかわらず五年以内にがんを再発し、命を落としていたのだ。

　手術、放射線、化学療法という現代医学のがん治療の3本柱に、済陽氏は限界を感じたという。

マクロビオティックの立場から言うと、人の免疫力を落とす西洋医学の手術を始めとするがん治療では当然あり得ることだ。正常な細胞まで壊してしまう放射線、化学療法と言えば聞こえは良いが毒ガス由来の抗がん剤を使用していては。

氏は15年前、「奇跡的な回復」をとげた患者が続いたことを思い出した。一人は肝臓がんの末期で、半分しかがんを切除できず、余命3カ月と思われた。ところが自宅療養に入った後、定期検診のたびに腫瘍マーカーの値が低下、1年半後には正常値に。CTでもがんが消えてしまった。

もう1人は末期肺がんで手術は不可能。抗がん剤が投与されたが、がんは薬で治らない。やむなく退院したが、がんはどんどん縮小し、1年で半分、2年後には消失した。また別の末期前立腺がん例でも同様の回復を目の当たりに。いずれも現代医学で説明できない「奇跡的回復」だった。

患者に話を聞くと、共通点は徹底した食事療法だった。主食を白米から玄米に変え、野菜や果物、海藻、キノコ類を多く摂る、動物性脂肪や塩は減らすなど、かなり共通した食事療法を行っていたのである。

「食事とがんには関係がある」とにらんだ氏は、米国国立がん研究所など最新の食事指導指針から、伝統的な食事療法まで、国内外の食事療法を研究。その結果「現代医療を使ってがんの勢いをそぎ落とすと同時に、食事療法で代謝を改善して免疫力を上げ、患者本来の自然治癒力を発揮させる」という考えに到達する。

これまで進行がんを中心に156名に食事療法を実施した結果、61.5%の患者でがんが消えたり、改善が見られた（今

年2009年6月学会で発表)。手術、抗がん剤、放射線の現代医療が不可とされた人、遠隔転移のある人も多いことを考えると、かなり良好な成績だ。

「食事療法を行っていると、ホルモン療法や抗がん剤の効果も高まる印象がありますね。手術が成功したことと、がんが治ることは違います。手術の後こそ、がんを作らない体を作る覚悟を固めるとき。再発防止、長期生存に向けた闘いが始まるのはここからです」

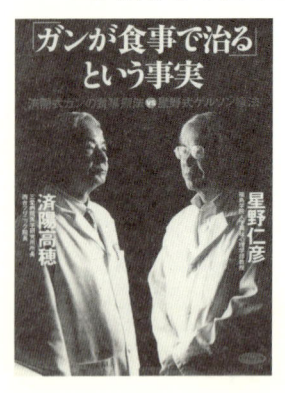

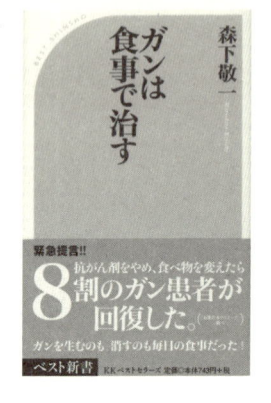

そしてマガジンハウスが刊行している『ビオ』という雑誌には、富山大学医学部第二外科では、希望によって術後の入院患者にマクロビオティック(玄米菜食)を基本にした食事を出していることが掲載されていた。

塚田一博教授は「術後の傷の治りぐあいに個人差があるのですが、何が原因なのだろうと思ってきました。最近になって、偏食が関係しているのではないかと考えられるふ

しがあり消化器系の患者が多い第二外科では、これまで術後は点滴などの経静脈栄養が中心だった。ところが栄養成分を与えるだけでは、腸はいつまでも働かない状態に。

「経静脈より腸を使ったほうがいいだろう、そしてより腸を働かせるには日本食がいい。しかも、からだにやさしすぎる精米より、玄米のほうがいいのです」

この入院食がきっかけとなり、玄米菜食で体質改善に努める人も多いそうだ。

マクロビオティックを基本にした食事例としては

　　白身魚のつけ焼きあん、焼き豆腐のこんにゃく味噌、野菜の風味和え、玄米、フルーツ寒天。
　　きすの昆布〆、オクラ、蓮根の納豆和え、海藻とフルーツのサラダ、ひじき麺のとろろかけ青シソたれ。
　　テンペのから揚げ、かぼちゃ、ピーマン、グリーンアスパラの胡麻ソース添え、大豆と野菜のスープ、玄米。

森下博士が40年前から血液生理学の基礎の上にがんは食事で治るという考えに他の医者、研究者がようやく近づいてきたと言える。

さて、ここまで、久司道夫氏がアメリカで評価されその影響を受けて日本でも国会議員の方々の中にも活躍を評価するようになった経緯を述べてきた。

再び久司道夫氏について述べていこう。再び述べるのは、まえがきに書いたように久司道夫著『地球と人類を救うマクロビオティック』と、太田龍氏の書き続けた『地球を救う森下自然医学』の雑誌連載記事のように、その標題どおりになってほし

いと願うからである。

　アメリカのシュバイツアーと呼ばれた久司も、学生時代は国際法の研究をしていたという。

第4章　平和な世界の礎（いしずえ）

◇最初、久司は国際法の研究をしていた

なぜ、国際法の研究から、マクロビオティックの道へ、久司は進んだのだろうか。それを知るためには、彼の中学時代にまで、さかのぼる必要があるかもしれない。

久司は、戦争中、旧制の秋田中学から山形高等学校に入った。小学校の1、2年の時から毎週神社に、御参りに行っていたという。

中学に入ってからも、雨が降っても雪が降っても、みんなとは遊ばないで、学校の帰りとか、行く途中、毎週神社にお祈りに出かけていたという。

神社の中に入ると誰もいないので、正座をして瞑想というか、無というか、お祈りの仕方も知らず、無という何も考えない状態をずっと続けていた。中学時代には、他の学生たちからは、ちょっと変わっているということで、特別な目で見られていた。

16才のある朝、まだ太陽が上がらないうちに朝早くおきて、いつものように正座してお祈りをしていると、突然目の前に金色の光がパーッと射して、まわりの物、神社も消え失せ、自分も消え失せ、すべてが金色に輝いて見えたという。やがて、だんだん静まって来て、だんだん物がわかるようになって見分けられるようになった。その後、頭を下げて階段を下りてきたが、下りてくる途中で、また木だとか、石とか、雲だとかいうものが一斉に金色と銀色に輝きだした。呆然としてしばらくそこにたっていた。何分間そうしていたかわからないが、だんだん静まってきた。そのとき体験したことが、実はすべてのもろもろ

の現象はひとつであり、神というものと自分というものはひとつであり、自分も神であるし草や木も神で有るし、全宇宙も神であるし、それらはみんな光り輝いているもので、命というものはとこしえのものであって、決して滅びることがないという確信というか認識というか、それがハッと分かったという。ところが、いかにそれを人々に伝えたらいいのか、その方法、その表現ということが久司にとっては、全然分からなかった。

持田鋼一郎著『世界が認めた和食の知恵』では、この中学時代、神社で全身が光で包まれる神秘体験を経験したと久司が述べていることで、「こうした神秘体験を述べることがマクロビオティックをカルトの一種とする誤解を招く素地になっていることは否定できない」と書いているが、そのような考えとは関係なくマクロビオティックは日本の女性たちに広がっているようである。例えば2005年11月29日の日本経済新聞には、マクロビオティックの団塊世代の女性たちに占める実践率は1割を越えていると書いてあるし、2010年6月14日の毎日新聞は「ちまたで流行っている」マクロビオティックを学ぶために女性記者が料理教室に通う記事を載せている。日経の新聞にはマクロビオティックの人気の背景には健康志向の高まりがあると述べているように、カルトなどという暗いイメージとは関係なく広まっているようである。

高等学校を入った時にはすでに戦争が起こっていた。先輩たち、あるいは同僚でも年の上の人がだいぶいて、そういう人たちが召集されていった。召集されていく人たちが頼んだことは「久司、おまえが一番若い。おそらく召集されないかもしれな

いし、召集されても命を全うしているかもしれない。我々は戦場へ行って、いつ命を捨てるかも分からないから頼んでおきたい。どうか日本のために戦争をなくするようにしてほしい」ということを託された。そして多くの人たちが死んでいった。その後、久司は東大へ入って、政治学、法律学を選ぶ。その理由は、やはり世界政府とか、世界連邦とか、あるいは政治というものを通じて、法律というものを通じて、何とかひとつの世界というものを作る方法はないだろうかという気持ちからであった。

　その当時の、東大の法学部長は、後に総長になった南原繁であり、また堀豊彦など、非常にすばらしい先生に恵まれたという。

　学生になって最初の年に、彼は召集されて九州の警備隊にいた。その年の8月に、原爆が、広島に落ち、それから長崎に落ち、終戦になった。10月まで久留米の部隊にいた後解放されて東大へ戻り政治学を通じて世界連邦とか、世界政府ということを研究するようになった。日本においては、終戦直後から世界連邦といったものの運動が、市民の間でずいぶん盛んになってきていた。

◇久司と桜沢の出会い

　その世界政府の運動の一つであるが、ユナイテッド・ワールド・フェデラリストという組織がアメリカに有り、そこからの手紙に「世界政府協会というものが有るから訪ねたらどうか。」とあったのが、久司が、桜沢に会うきっかけとなったのであった。

　その家の屋根には大きく「世界政府」と書いてあったので、

これが「世界政府」かと思ったという。そこで、桜沢に初めて会ったが、その時の会話は、「いったい何をしているんだ」と聞かれ、「平和について勉強しています」と答えたが、さらに桜沢は「世界平和に対して食物の弁証法的な応用を考えたことがあるか」と聞いてきた。久司は、さっぱり言っていることが分からないので、「どういうことですか？」ともう一度聞き返した。

食物の量を分配するという問題は、平和の問題と密接に関係しているので考えたことのある久司であったが、どうもそうでないようである。桜沢は「将来、君が世界平和の問題に取り組んでいくと必ずいつかはぶち当たる。だから食べ物の弁証法的な応用です。」と話を結んだという。

桜沢は、今まで久司が会ってきた系統の人とは違うので、南原、堀の両先生に聞いてみたが「食事療法か何かやっていて、平和の問題とは関係ないだろう」との返事であった。何かうさん臭いような感じで数か月御無沙汰していたが、世界政府に関するミーティングがあるとの電報を受け取り、久司も勉強していたこともあって、その若い青年たちとの話し合いをきっかけに、関わり合いを持つようになった。その後、久司は、16才の時に神社の境内で感じた、自分と宇宙とが一体である。命というものは無限である。いわゆる無限というものの世界と自分というものの関係について、桜沢の、宇宙哲学、宇宙観の講義を聴くうちに、その中に、探していた表現方法が、有ることを感じだした。

◇世界政府、世界連邦が結成されても、それを構成する人間が問題である

教えを受けているうちに、アメリカのジャーナリストで世界連邦運動のノーマン・カズンズが来日し、桜沢の指示で、帝国ホテルで会ったのがきっかけで、桜沢の費用負担でアメリカに行くことになった。

　アメリカに行って継続して政治問題、世界政府の問題を継続して研究していた久司であったが、疑問がわきあがってきた。世界連邦とか、世界政府を作ってみても人間が病気になったらどうなるのかということ。人間の犯罪行為は、これでなくなるのか。人間の不平とか人種的偏見そういったものはどうなるのか。そういう心の問題、肉体の問題、これは一体どうなるのかということである。たとえ、組織ができても、それが残っていれば何にもならない。組織が非常に横暴な独占的な組織になるか、さもなかったらいずれその組織がそういう人々の病気とか、わがままとか、犯罪によって崩れ去って行くのではないかと考えた。それ故、世界連邦とか、世界政府とかいう組織の問題は第二の問題であって、第一の問題は人間性をどうしなくてはならないかということになる。その解決方法は何か。それまで桜沢の話を聞くことによって、宇宙観とかいうものは、ほぼ分かってきていた久司であったが、人間性をどうしなくてはならないかということについての、具体的方法については、まだつかめていなかった。そこで、アインシュタインを訪ねたり、ノーマン・カズンズを訪ねたり、アプトン・シンクレアとか、トーマス・マンだとか、そういう世界連邦主義者に訪ね、あるいは手紙を書いたりして質問、疑問をぶつけてみた。

　それらの人たちの回答は結局「世界政府、世界連邦というものは一日も早くつくらなくてはならない」ということで、将来

の原水爆戦を想定しての答えであって、抱いていた疑問に対する答ではなかった。久司の考える根本的な、第一の問題の解決方法である人間性をいかに高めていくかということに対しての具体的方法については、皆一様に解答がなかった。久司と同じような人間性の問題について研究していた人として、ハーバード大学のソロキンという社会哲学者がいた。この人は、桜沢が、世界の百人の優れた思想家にオープンレターというものを書いて出していたが、その中の、1人であった。

◇利他的な愛（他人を愛する愛の創造）

　ソロキンの見解は、文明というものには限界があり、利他的な愛、他人を愛する愛を創造しなければならない。そのためには国連もだめだし、法律もだめだし、各国の政府もだめだという。それでは何かということで、ハーバード大学の一角に「利他的創造に対する研究所」を設けて、研究を始めた。研究方法は、カトリックの聖者たちのデータを集めて、どういう生涯か、どういうことをしたか、それを分析し比較し、検討するという作業を行なった。大学を引退してからも、助手を使い研究は続けた。しかし久司が、会って聞いたところによると、「自分の人生は失敗した。方法が見つからない。いろいろな勉強をしてみたけれども、何が他人を愛せるような人間性を作ることができるのか。聖者といわれる人は、なぜそういうことになるのか。そうでない人は、なぜそうでないのか。それが分からない」ということであった。「その答は自分で見つけろ」という師桜沢の言葉に、久司は、それまでやっていた政治学とか、国際法というものを全部やめて、ニューヨークのフィフス・アベニュー

とか、タイムズスクエアに毎日立って、人を眺め始めた。2か月半かかってようやく分かることができたという。

　人間というものは環境と食べ物によって成り立つ、環境というものは自分の家族環境、社会環境、自然の環境、宇宙の環境、それから現時点の環境だけでなしに、10年前の環境、母親の体内にいた時の環境、祖先代々の環境そのようなものが時間・空間的に一切含まれてくる。食べ物はどうかというと、自分の口で取り入れてくるところの日常の食べ物の他に耳で聞くもの、目で見るもの、そういう刺激とか波動とか全部。さらに、宇宙から来るところのいろいろな光とか、放射能とかの波動。食べ物と同じく、現時点だけではなしに、昨日どうであったか、十年前どうであったか、母親の体内にいた時はどうであったか祖先代々どうであったか。そういう環境と取り入れてきたものとの総合的な結果が、現在の人間、個々の人間をこしらえてきたとした。そして環境のほうは、宇宙環境は共通、自然環境は、地球の場所によって違うが、ほぼ共通、ところが、まったく共通でないものが一つあるという。その共通でないものというのは、個々の人間がまったく自由意志でコントロールできるものである。その100％コントロールできるものが、毎日食べている食べ物と飲み物であると久司は考えた。どれだけ食べるか、どういうようなものを食べるか。どういうものを飲むか。何回噛むか。食べないか。食べるか。それが100％コントロールできるとし、ここに鍵があると考えた。この操作によって個人個人というものが違ったふうにできているのでないか。違った体質。違ったものの考え方。違った動作。あるものは聖人になるであろうし、あるものは馬鹿になるだろうし、あるものは凶暴

性を持った人間になるだろうし、それが変化して行く、食べ物が変化するのであるから、体質、ものの考え方、動作などは、変化していっている、ここまで考えて、桜沢が言っていたところの「平和という問題を勉強して行くうちに必ず食物の弁証法的な応用にぶち当たるだろう」という言葉を思い出し「これだ」と気がついたのであった。ここに至って久司は、桜沢が、世の中が言っている単なる食事療法の先生ではなしに、宇宙の秩序、自然の秩序に則った食物というものを中心にしながら、人間とはいかにあるべきかということを教えていたということを理解し、久司は自分の求めていたものと、桜沢の教えていたものが、ぴったり一つになるのを感じた。

その上で、食物と言うものを考えてみると、結論として、桜沢の提唱していた、穀物を中心にしたところの菜食主義、時と場合によっては、多少の動物性を認める、その者の住んでいる気候風土を考慮したところの食べ物の取り方であると言うことが分かった。

久司道夫著『地球と人類を救うマクロビオティック』より引用

　（筆者としては、ここまでの考えの中で、毎日食べている食べ物と飲み物が、100％コントロールできるとの考え方については、子供では、親が与えるもの、つまり、親の好みにより、影響を受け、三つ子の魂百までということわざがあるように、幼児の時の食生活がその後の食生活に影響すると思うのだが、そのへんはどうなのだろうか）

◇『和』の字に込められた意味

　「平和という問題を勉強して行くうちに必ず食物の弁証法的

な応用にぶち当たるだろう」と久司に語りかけたように、平和という問題について、久司に大きな影響を与えた桜沢は、その著書『世界恒久平和案』の第1ページ目に、こう書いている。

「…世界平和建設についての現代における東洋の最初の発言」としたうえで「…東洋独特の5,000年来の世界恒久平和は数千年前に鋳造された『和』の1字に完全にシンボライズされている。この『和』の字がパリのユネスコ本部の日本庭園に立てられた巨大な自然石に大きく彫刻されている」と述べ「『和』の字に込められた意味から、人類最高の判断力の片鱗を示す驚くべき英智がうかがえるとしている、『禾』は禾本科の植物スナワチ穀物、『口』はソレを口にする人の生活のシンボル。ソレが「平和」であることを示す。平和は穀食より生まれるという生物学的、生理学的数千年の観察、洞察をこの1字のシンボルに鋳造し、万人に思い出さずに忘れずに実生活せしめることに成功した古人の巧妙な抽象能力はマコトニ感嘆すべきモノである」と言っている。

穀物を中心に食事を考えるマクロビオティックで重要なお米、そのお米についてシンボルという面から考察すると、『糠』（玄米を精白する際に生ずる、果皮、種皮，外胚乳などの粉状の混合物 - 広辞苑より）の字は健康の康と米をあわせた字で成り立っているし、白米と言う字の左右を入れ換えて栄養がないという意味のカス『粕』と言う字を作っていることは同じようなことである。

さて、『平和』という字について思い出されるのは、もう1人のジョンであるジョン・デンバーが日本を訪れたとき、この『平和』の2文字を色紙に書いて残している事である。

自然派シンガーソングライターで『カントリーロード』（邦訳では『ふるさとにかえりたい』だったろうか）や『緑の風のアニー』など、さわやかな多くの名曲を残したことで知られるジョン・デンバーも前に述べたように、まさにその曲のように自然派志向のマクロビオティックの実践者であった。

◇久司の桜沢評価

　さて、久司の話に戻ろう。

　久司に大きな影響を与え続けた桜沢について、それまでの偉人と呼ばれる人たちと比べているが、どんな人であるかとの定義の難しい人であると言っている。孔子とか、いわゆる聖人の部類に入る人ではないし、カトリックの聖人とか、神々しいとかいわゆる神秘家のカテゴリーに入る人でもないし、聖人の面もあるし、そうかと思うと、非常に世俗的な、俗世間を充分に理解し尽くした面もあり、しいて言えば、「自由人」という言葉がふさわしいのではないかとして、どのカテゴリーにおいてもすばらしく、それを楽しみ生きてた人であるとしている。あらゆる場面において適合できる「自由人」と表現する意外に方法がないとしている。少なくとも久司の知っている歴史の上では同じような人は見当たらないとして、ノーベル賞をもらってもそのカテゴリーに入らない、科学者、小説家、芸術家とかのカテゴリーにも入らない、それよりももっと偉大な、もっと別の人であると言わしめている。そして、そういう、桜沢の夢あるいは思想、人格というものを後世に伝えていくのが、我々の責務だと結んでいる。

　こう桜沢を、久司は表しているが、筆者は諸手を挙げて久司

の桜沢への評価に賛同するわけでない。確かに筆者など一般の人たちでは、到底成し遂げられないような、仕事も、桜沢は成し遂げているが、久司も別の本で言っているように、桜沢はナチスを礼賛していた。これについては、後程述べることにしよう。

第5章　世界平和実現は食生活の改善から

◇世界平和の基礎である利他的な愛が欠けている学校で、起こっていること、いじめ、突然切れる、授業にならない学校崩壊。それは食事の乱れが原因

　ここまで述べてきて、久司は桜沢と出会い、そして、食べ物こそが、平和という問題に関わりのあるものであるとの確信に変わったのであるが、久司はその著書『地球と人類を救うマクロビオティック』の副題を、『世界平和実現は食生活の改善から』としているように、この著書の中で、久司は現在の戦争を解決する方法は食生活の改善であると述べ、同様に、多発する少年犯罪の原因も食物との関連に求め、久司自身の経験として、マクロビオティック食でポルトガルの囚人たちの性格が変わった事例をあげ、校内暴力などの少年犯罪多発の根源も、乱れた食生活が関係しているとする内外の多数の調査研究から、その持論を展開している。

◇刑務所でマクロビオティックを取り入れてみた。その結果は？

　ポルトガルでのケースは、今から20年前、マクロビオティックの活動の新聞記事を刑務所に入っていた凶悪犯の1人が興味を持ち、刑務所にマクロビオティック料理ができるよう働きかけたことから始まった。

　危険なナイフは使わず、野菜類は手でちぎり料理をし、玄米や野菜の自炊を続け、マクロビオティックの考え方の勉強も始めた。しばらくすると、今まで反抗的だった囚人たちは、看守

たちも不思議に思う程、素直な態度になっていき、やがて、1日の外出許可が、試験的に与えられた位になった。特に凶悪だった者には尾行を付けて外出させたが、全員帰ってきた。その後も行ったが、やはりまた全員帰ってきた。帰って来る訳を聞くと、他では、刑務所の中で食べているマクロビオティックの料理のようなうまいものがないので、自然と刑務所に戻ってくるとの返事だった。そのような囚人たちの変わりように、刑務所も感心して、全員が2年間程で社会復帰し、その後誰1人として犯罪を起こして戻ってこなかった。

　そこで久司は、犯罪のきっかけになるカーッとした状態は、前の日、前々日に食べた物や、長い間に蓄積してきたいろんな脂っぽいものや、香辛料が原因で、でてきたかもしれないと言っている。つまり、食と犯罪の因果関係を理解しようとしないため、犯罪は一向に減る気配がない。なぜ、彼らが犯罪を起こしたのか、なぜ暴力を振るうのかという原因、生理的な原因を理解してあげなければならない。犯罪を、犯したなら、彼らをみんなヘルスセンターへ連れて行き、そこで温泉に入れて、正しい食事をしながら講習を受けさせたりして、3か月、6か月と入れておくだけで、きれいな血液になり、すっかり正常な人間になってしまうという。

　（全部の犯罪が、そんなに食事だけの問題として片づけられるのだろうかと筆者は考えてしまうが、久司氏は、そう言っている）

　続けて言う。刑法の刑罰制度はまったく必要がなくなる。さらに、現在の戦争を解決する方法というのは、結局は食べ物なのだということで、例えとして、戦争が起こりやすいところと

して中東という地域を見てみると、あの暑い地域で、肉食、動物性食、大量の砂糖と香辛料、脂っぽいものを食べている。これでは、みんなカーッとなり、熱狂的、狂信的になり、食物を変えない限りは常に戦乱が絶えることがない。問題は、そういうことから、私たち全人類の食物を変えて、全人類が健康ですばらしい平和な世界に住む。

（これは、ジョン・レノンが歌った『イマジン』の世界へと繋がるものであろう）それが第一歩であると、久司は言っている。

久司は、世界の平和という困難な大きな夢の実現のため、世界を飛びまわっている。

（筆者の久司評、久司は楽天家なんだろうか）

◇『校内暴力多発の原因は、乱れた食生活？』

ここまで来れば、察しの良い読者は、久司が次に展開している『校内暴力多発の原因は、乱れた食生活？』の結論も察しがつくであろう。

校内暴力多発ということよりも、「酒鬼薔薇聖斗事件」を初めとして考えさせられる少年犯罪が頻発している。このような少年事件の多発に対して、マスコミでは、その原因を戦後の詰め込み教育、受験競争、暴力シーンに満ちたテレビや、ゲームにその原因を求めるばかりで食物との関連に触れる報道が、ほとんどないことを、久司は指摘している。わずかに、『朝日新聞』が、福山市立短大の鈴木雅子教授の調査結果から、「子供たちがスナック菓子などを多食し、きちんとした食事をしない『現代型栄養失調』が、キレる一因と」書いているくらいであると

言っている。

　鈴木教授は、既に、今から10年以上前、実態調査を踏まえ、「食生活の変化が、子供の心と体に与えた影響、それを把握し、子供たちの健康づくりに生かしていくこと、それが今求められている」と説いた。しかし、当時の専門家の間では省みられることなく、学会で発表しても、質問さえされなかったという。ところが、中学生による殺傷事件が頻発し「キレやすい」子供たち、大人たちの問題がクローズアップされる中で、それらを、しつけや教育で解決するのは、不可能と、鈴木教授の"食育"という主張に改めてスポットが当てられるようになった。

　これは、その後の継続調査でも同じだった。〔『その食事ではキレる子になる』（河出書房新社）〕「食べ物の量は豊富で色も豊か、でも、カロリーはあるけど栄養が足りない」。鈴木教授が、こうした「現代型栄養失調」と呼ぶ、食生活の中でも、糖分のとりすぎは、深刻な問題であって、砂糖を過剰摂取すると、血中のブドウ糖が急上昇し、インスリンが大量に分泌されて血糖値が急落、また甘いものが欲しくなる。こうした低血糖症に陥れば食が細くなって体の成長が阻害されるだけでなく精神面の成長にもマイナスに働く。脳の発達に欠かせないビタミンB1が砂糖の分解に使われ、また酸性のブドウ糖を、カルシウムを利用してアルカリ性にしようとするから、精神安定の作用があるカルシウムが少なくなり、イライラしてくる。「砂糖は脳に必要な栄養」という運動を進めている砂糖推進論者とは正反対の結果である。

　鈴木教授は結論として、食料を、いかにして得ればいいのかといった食の教育＝食育が大事と力説する。それこそが、ナイ

フを取り上げるといった目先の対症療法ではなく、心身の健全な発達にとっての原因療法になりえると言っている。

　久司の師匠である桜沢の教え、マクロビオティックを、関西方面に広めるため、大阪に作られた正食協会の出版する雑誌『正食』1998、NO.467では、マスコミがなかなか取り上げない「食」と少年犯罪の増加の関係について、鈴木教授の研究ばかりでなく、ほかの専門家の意見をまとめ、「キレる食事、キレない食事」という特集を組んでいる。

◇ 70年前から砂糖や牛乳、乳製品の害が警告されていた

　小児科医の立場から、子供たちの食生活のあり方についての提案を数多く行ってきた真弓定夫医師は、「今になって騒いでいるが、私からすれば、こうなることは分かっていたと、言わざるをえません。1958年学校給食制度に牛乳を導入しました。砂糖や牛乳、乳製品の摂りすぎが、身体ばかりか精神にまで影響を及ぼすのではないかと懸念されていたのにもかかわらず、その全面的な導入を決めたのです。今から70年前にジョンズホプキンス大学のサイモンズ氏は、『栄養新知識』という本によって、砂糖や牛乳、乳製品の害が警告されています。このことをふまえ、犯罪学の権威であるアレキサンダー・シャウス氏は、1977年執行猶予中の犯罪者を二群に分けその一方（A群）の食事中に牛乳・乳製品・白砂糖を一切禁じて2年間に渡って観察し、結果として、他群の再犯率が33.8％（全米の平均は35％）であったのに対して、A群は11.6％と3分の1に減少したという。

◇ここまで見てきて、夫婦間、家族間での陰惨な事件の続発は

　たとえば、夫婦間、家族間（親が子を、子が親を）、兄が妹を殺し切断するというような事件が続発した2007年の一連の事件などについては、今まで述べてきたことから警察は、供述調書を取るときにその容疑者の食生活も調べる必要が出てくるのではないだろうか。そしてその中に共通性を見出せる事柄はないものだろうかと思う。久司さんもそう思っているかな。

　なお、真弓小児科に通ってくる外来患者には、アレルギー疾患の児童が多いそうであるが、欧米化された食事から日本伝統の食事に変える（とくに牛乳、乳製品をやめる）ように指導し、一定間隔でチエックをすると、「この頃うちの子は私の言うことをよくきくようになりました」とか「友達と協調して遊べるようになりました」という例が大変多いと述べている。食事を変えることによりほぼ3週間で心の面が改善され、その後で気管支喘息やアトピー性皮膚炎が治っていく、それほど心と食べ物には、密接な関係があるという。

　人を含めて4,000種を越える哺乳動物はすべて同種の乳である母乳で哺育される。断乳してからは母親の乳であっても2度と再び口にすることはない。ヒト本来の生活圏でない寒帯で生活せざるをえない欧米人はさておき、日本人にとって異種蛋白を含む他種の動物（牛）の白い血液（牛乳）を口にすることは、百害あって一利ないことを、しっかりと認識する必要があるという。

第6章　古くて新しい牛乳をめぐる論争

　牛乳否定派に対して、牛乳擁護派では、どのように見ているのであろうか。

◇手ごわい相手　牛乳擁護派の日野原先生

　社団法人酪農乳業協会（Ｊミルク）が全面広告で日野原先生を担ぎ出している。確か明治乳業のコマーシャルには、生前99歳でヨーロッパアルプスを滑降して一躍「老人の希望の星」になった三浦敬三さんが、家族で出演していた。

　これは、てごわい！！

　日野原先生と三浦敬三さん。

　しかし牛乳否定派の考えは説得力が有り、牛乳否定の考えは変えられない。

　それでも、日野原先生に敬意を表して日野原先生の牛乳推薦の言葉に耳をかたむけてみよう。(新聞の牛乳コマーシャルから)

　聖路加国際病院理事長として、93歳になっても毎日ハードな仕事をこなされる日野原重明さん。

　朝、昼、毎日欠かさず牛乳を飲むという日野原さんにその元気の秘密である牛乳のよさを語っていただきました。と始まり、続いて、「日本人の食事の内容は米、魚、適量の肉など、おおむねバランスは良いのですが、それだけではカルシウムが不足します。そうすると、傾向として骨が弱くなりますが、特に高齢者は骨折するとだめになるんですよね。年をとって一番大切なのは、骨折しないことです。牛乳にはね、他の食物には少ない良質のカルシウムがある。体の成長のためだけでなく、骨粗

しょう症を予防するためにも、カルシウムを十分摂ったほうがいい。それから、牛乳には良質のたんぱく質も含まれています。日本人はもう少し牛乳を飲んだほうがいい」医者になって牛乳の良さが分かりましたからね。という日野原先生。牛乳をすすめる日野原さんですが、実は子供のころは牛乳が苦手だったそうで、病気がきっかけで、努力して飲むようになったといいます。

「20歳のときに結核になりましてね。1年間寝たきり、トイレにも8ヶ月も行けないほど熱が出ました。食べる意欲もなくしたときに、母が1日に牛乳を3合（540ml）、卵の黄身を2個ずつ入れたものを作ってくれてそれだけで半年過ごしました。無理やり飲んだり、飲まされたりしていました。でも、僕が医師になって、牛乳は体にいい内容のものだってことがよく分かってからは、これは好きになったほうがいいと思ったんです。まず、コーヒーに牛乳をたっぷり入れて飲みました。それから始めたら飲めるようになりました」

日野原先生20歳の時からというと、かれこれ73年飲んでいるのですか。同じ年頃に結核になった桜沢は、石塚左玄の食養法で治し、それがきっかけで食養の道に入った。ちなみに、三浦敬三さんも既往歴欄に結核の記載があった。

桜沢が書いた『新食養療法』の"食物で病気を治す法"の章には、167の病気について書いてあるが、肺結核の項目の禁忌品の第1番目に牛乳が出ている。

日野原先生は薦め、桜沢は禁じている牛乳。対称的である。

ついでに『新食養療法』の肺結核の項目を見てみると、

肺 結 核

原因―現代医学に於ては、今尚結核の原因は結核菌なりと称

えられている。また結核を快癒困難なる、また不治の病と看做し、一般の人々もこれを信じて疑わず、個人の財は問わず国家の富をも多大に投じ、何等確信なきにも拘らず、対症的或は消極的療法を主とする大病院、大療養所を建設するに急である。

　真に悲しむべく、歎かわしき次第である。自然医学から見るとき、その原因は陰陽双方の過多である。しかし両方とも砂糖過度が共通の最大の原因である。

　体質により、また潜伏期、第一期、第二期、第三期と実に千差万別の有様にて、一様に、確定的に現われるものではなく、従って他の病源と誤診されることもあり、手後れになる等の悲しむべき事実のあることも医学界にも屡々見聞する処である。現代は総て、科学的で百般の事柄が局部的に明るく、大体を眼中におかず根本義を棚にあげて末節にばかり拘泥する通弊があるのである。食養では、摂生上、療養上の大達観をするのである。然して潜在せる結核の有無に関せず、その人の生活全体を正しく、明るくし、また未然に予防もする。

治療―これまた西洋医学上にて、転地療養（患者の隔離）、注射療法、患者の所持品、居室、喀痰等の消毒、等々。

　何れも効果が適確でないから、それをつけこむ新薬が、毎日々々雨後の筍の様に売り出される。何れも危険か無効である。

　食療は至って簡単に短時日にその効果を現わす。

　主食―玄米または三分搗き全米むすび〔胡麻塩１日

1、2勺、1口毎に200遍以上かむこと〕半搗金米赤飯、半搗全米餅の空あげ、味噌雑煮、または附焼。粟小豆飯。

副食―（主食の4分の1）、味噌汁（わかめ、葱、玉葱、半搗、全米餅、百合根、油揚、とろろ昆布）。鉄華味噌、胡麻味噌、油味噌、海藻小魚佃煮、金平（牛蒡、蓮根）ひじきと牛蒡、蓮根油炒り（生醤油煮〆る）、鯉こく、どぜう汁、どぜう丸煮、うなぎ（きも、頭、骨、蒲焼）、鮒雀焼（開かぬもの）鰈油焼、塩鮭頭昆布巻、蠣味噌煮、蠣天ぷら、野菜天ぷら、筍と海藻油いり（生醤油煮〆）大根卸し（油入り）沢庵、味噌漬け。

飲料―塩玄米茶、塩番茶、醤番、食養コーヒー、胡麻塩番茶。

禁忌―牛乳、卵、肉汁、肉類、香辛料、魚貝類、豆乳、果物、甘味品、パン、ビスケット、甘イモノ、馬鈴薯、薩摩芋、酢のもの、清涼飲料水、氷、アイスクリーム、トマト、瓜類、上茶、コーヒー、紅茶、新漬物、バター製品、入浴、運動、酒類、房事等。最も悪いのが砂糖。

注意 （イ）食療食を始めると一時病状の悪化することあるも、決して迷わず実行をつづけること。（ロ）食養療法通則を参照のこと。と述べられていた。

◇日野原さんは牛乳に対して欧米人並みに消化能力が変異したのだろうか

93歳の今もなお現役の医師として患者の診察にあたるほか、講演、執筆活動と、毎日、分刻みのスケジュールで働き、睡眠時間は平均5時間。このバイタリティを支えているのは、食事

内容と牛乳です。とのこと。

これまた驚きの食事内容。

朝は飲み物ばかり、それに、必ず牛乳を1杯、昼は牛乳1杯とクッキー2枚。食事らしい食事は夜だけ。「これで、十分です。仕事に熱中していると空腹感がないんです。牛乳を飲む習慣は、病気のとき以来70年続いている。僕の骨密度を調べてもらったら、60歳代らしい。それに、シミがあったりしないし、手のひらがやわらかい。これは、食事のせいですよ」

日野原さんは、20歳代のときの体重を維持し続けることが長寿のコツだと考え、1日に摂るカロリーを1,350キロカロリーほどにとどめています。カロリーを摂りすぎないようにしながら必要な栄養を十分に摂る。そのためには牛乳は欠かせません。とのことであった。

◇日野原先生と三浦敬三さんの1週間の食事

せっかく、日野原先生の話題になったので、ここで日野原先生と三浦敬三さん(三浦さんについては、お亡くなりになっている)の1週間の食事内容が出ていたので、引用させてもらおう。(『AERA』朝日新聞社)

日野原先生
(曜日)
(月)　朝：牛乳＋植物油
　　　昼：牛乳、クッキー
　　　夜：握り寿司(すし飯は半分)、サラダ大皿、コーラ、バターピーナッツ30粒、日向夏みかん

(火) 朝：牛乳＋植物油
　　 昼：牛乳、クッキー
　　 夜：宗八かれい、大根とニンジンのなます、野菜の炊き合わせ、味噌汁、ほうれん草ごまあえ、ごはん、ピーナッツ菓子、はっさく

(水) 朝：ジュース＋植物油、牛乳
　　 昼：握り寿司（すし飯半分）
　　 夜：ポテトサラダ、牛肉の八幡巻、かまぼこ、ごはん、ピーナッツ

(木) 朝：コーヒー牛乳、牛乳＋植物油
　　 昼：牛乳、クッキー
　　 夜：かに玉、わかたけ煮物、ワンタンスープ、豆腐、キャベツの甘酢、ごはん、いちご、せんべい

(金) 朝：牛乳＋植物油
　　 昼：混ぜごはん、卵焼き、味噌汁
　　 夜：ローストビーフ、ナスの油いため、レタスサラダ、カンパリソーダ、アイスクリーム

(土) 朝：オレンジジュース＋植物油
　　 昼：牛乳、チョコレート
　　 夜：握り寿司、レタスサラダ、フライドチキン、パイナップル、牛乳、せんべい

(日) 朝：ジュース＋植物油
　　 昼：牛乳、クッキー、ゆで卵
　　 夜：牛肉すきやき、温野菜、もやしいため、味噌汁、酢の物、パスタのサラダ、トマト、ごはん、日向みかん、バターピーナッツ

三浦敬三さん
(月) 朝：ごはん、納豆、味噌汁、梅干、ハタハタ、海草、牛乳、かぶの漬物、なす
　　 昼：ごはん、漬物、ふのりの味噌汁、カナガシラ、長芋
　　 夜：味噌汁、かに酢の物、漬物、さしみ、果物、そうめん

(火) 朝：納豆、トマト、魚、もやし油炒め、梅干、味噌汁、里芋煮物、のり、タケノコ、牛乳、ごはん、うずら豆
　　 昼：お菓子、甘酒
　　 夜：さしみ、サーモン、山菜、ホタテ貝焼、フルーツ

(水) 朝：ごはん、梅干、納豆、トマト、めかぶ、山菜の味噌あえ、卵、サラダ、牛乳、うずら豆
　　 昼：干しもち、リンゴ
　　 夜：つみれ鍋料理、さしみ、漬物、かぶと煮、ホタテ

(木) 朝：ごはん、納豆、梅干、味噌汁、タケノコ煮、卵焼き、サラダ、牛乳、うずら豆

昼：弁当
夜：そば、さしみ、つみれ鍋、ちまき、ホヤ、カニのムニエル、キノコ

(金) 朝：ごはん、納豆、梅干、味噌汁、魚、野菜、ところてん、牛乳、うずら豆
昼：せんべい、焼き鳥、リンゴジュース、コーヒー
夜：石狩鍋、まかり竹、貝のさしみ、山菜、卵焼き、シャコ、エビの寿司

(土) 朝：梅干、納豆、にしん、大根、キャベツの漬物、こぶ巻き、小松菜、エビ、ホタテ、水菜のサラダ、小松菜の辛子和え
夜：ナスの味噌和え、ゼンマイ、カモ、エビ、ごはん、味噌汁、リンゴゼリー、つみれ鍋

(日) 朝：納豆、梅干、のり、うずら豆、山菜、牛乳、湯豆腐
昼：せんべい、リンゴジュース
夜：マグロの山掛け、ナマコの酢の物、身欠きニシン、エビと豆腐の煮物、こぶ巻き、ごはん、味噌汁

わずか1週間（2004.4.11〜17）。この間も会議に参加することが多い日野原先生。そして、春スキーで旅館泊まりもあった生前の三浦敬三さん。ご自宅で常日頃食べていらっしゃる食事と違う食事内容の日もあるが、マクロビオティックと比べて、牛乳はあるし、日野原先生は牛肉（牛肉の八幡巻、ローストビー

フ、牛肉すき焼き）、三浦敬三さんは、海産物が多いことが読み取れるようだ。なお、三浦敬三さんは、札幌に住む雄一郎さん一家とは別に東京において1人で住んでいた。

　好きなスキーを末永く滑るために、体調管理の意味もあって自炊していた。特徴的だったのは、鶏や魚をまるごと圧力鍋で骨までも柔らかく食べられるように調理しておき、この食材に手を加えて食べていたことである。魚ならまだ小さいから料理しやすいだろうが、鶏1匹とは驚きである。普段のトレーニングとともにこの食事が超高齢者スキーを支えていたのだろうか。

　三浦敬三さんは、今も天国で雲の峰をすいすい滑り降りていることでしょう。

　日野原先生の朝のメニューに出てくる植物油については、NHKの『きょうの健康』（2006.1）によると、オリーブオイルを使っているようだ。

　マクロビオティックとは、だいぶ違う食事をされている日野原先生、「ふだんは午前2時に寝て朝7時に起きるので、睡眠は5時間ほどですが、週に1回は徹夜になります」というほどの活躍ぶりである。

　日野原さん、三浦敬三さんのお二人は、牛乳を利用するための酵素が、長い間乳製品を摂ってるうちに体内にできるようになった欧米人や遊牧民などと同じように特殊な人たちであったのだろうか？

◇島田教授が言っていた言葉

「ミルクを飲んでいる民族は世界中にいくつかありますが、どういうところの民族かというと乾燥地と寒冷地だけなんですよ。

乾燥しているところでは、ラクダとかヤギ、寒いとこでは牛とかヤギの乳ですね。そういう地域に住んでいる人だけが、突然変異を起こして大人になってもミルクを処理する酵素を持ち続けています。突然変異を起こしてからもう6,000年以上がたったと言われています。だから今は、例えばヨーロッパ人だったら大部分の人がミルクを飲んでもお腹をこわしたりしない、そういう人たちになったんですけど、これは哺乳動物の中では例外的な存在なのですよ」と述べているように日野原先生の場合は、日本人としては例外的なの？？？？

それでは、さらにもう少し牛乳についての論争を覗いてみよう。あまり長すぎるかな。

◇牛乳についての論争

2001年に『牛乳神話完全崩壊』という本を著した外山利通氏は各種健康誌の編集に携わった後、健康ジャーナリストとして活躍している。

新潮社の月刊誌『新潮45』に『牛乳はこんなに悪い』（牛乳を飲むと骨が丈夫になる、健康になる　そんな常識はすべてウソだった）という副題で載せたところ、抗議が殺到した。

外山氏は2000年の雪印事件の発生を受けて「人々の関心がさめないうちに」という気持ちから『牛乳神話完全崩壊』を出版し、さらに同様の趣旨の牛乳有害説を『新潮45』にも発表した（Yomiuri Weekly 2001. 9. 9）のである。

その結果、農水省の牛乳乳製品課長が、メーカーなどで作る関係団体を引き連れて、新潮社編集部に抗議に押しかけ大騒ぎになったという。

　Yomiuri Weeklyの記事によれば「牛乳有害説は数年に一度のサイクルで取り上げられてきた古くて新しいテーマ」とのこと。

　『新潮45』に外山氏が、論争の火蓋を切った後、今度は、信州大学大学院農学研究科の細野教授が「これほど栄養バランスのいい食品は他にはない！」との副題で『やっぱり牛乳は身体にいい』と反論した。

　外山氏もこれに対して、新潟大学の堺薫名誉教授、東京大学の星猛名誉教授が述べていることを引用してさらに反論している。

　外山氏の反論の中で、興味を引いたのは、育児書のベストセラー『スポック博士の育児書』のスポック博士が「2歳を過ぎた子供には乳製品を与えず、肉も最小限にしてベジタリアンの食事を与えるのが好ましい」(同書第7版)と述べていることと、順天堂大学外科客員教授　新谷弘実氏が「牛乳が現代医学で治しようがない病気を作ったといえます。今から30〜40年前には日本ではほとんど見られなかった潰瘍性大腸炎とかクローン病というような原因不明の病気も、牛乳や獣肉が原因でないかと考えています。」(Esquire1999年5月号）と述べていることである。

　外山氏と牛乳肯定論者との意見は正反対。まったく歩み寄りの余地がないという。

　Yomiuri Weeklyは最後に消費者からすれば、この際、徹底

的に論争してもらうのも、いいかもしれない。と結んでいた。

◇世界的権威が語る米国の牛乳ばなれ

平成16年3月12日の東京新聞に、読者からの週刊誌評として、週刊文春3月11日号「胃腸外科の世界的権威が"牛乳は体に悪い"」には驚いた。という記事が載った。

その記事は、79歳の高齢な方の投書で、「毎日牛乳を飲み健康を維持している(と思っている)私には、まさに晴天の霹靂。この説に反論があるのか、それとも正論と認めるのか、気になるところだ。他誌・紙でも追究を望みたい。」とのことであった。

そうなのです。"毎日牛乳を飲み健康を維持している(と思っている)"方が大多数であるというのが現実。

牛乳は、悪いなどという考えを持つ人は、砂糖が、体に良くないと主張するのと同じく、現在の世の中では、"異邦人"なのです。

この投書された方と同じく高齢で、しかも、有名な聖路加の日野原先生、牛乳を毎日お飲みになっていて、活躍している。そして、アルプスを、99歳でスキー滑降され2005年101歳で亡くなられた三浦敬三さんも、毎日牛乳を飲んでいた。

混乱する。お二人も投書人と同じように健康維持のために牛乳を飲んでいた。

ところで、胃腸外科の世界的権威で牛乳が体に悪いと主張している先生といえば、前ページに述べた新谷先生に違いないと思い、週刊文春を取り寄せてみた。見込みどおりであった。

「予防医学への関心が高いアメリカでは、最近牛乳を敬遠する人が増えています。牛乳が生活習慣病にかかるリスクを伴う

食品だということがようやく認識され始めたからです。」

　近年米国では牛乳や乳製品が、がんをはじめ、動脈硬化、糖尿病、白内障、骨粗しょう症など重大な疾患を引き起こす危険性があると指摘するデーターが次々に公表されているのである。との記載に続き、米・栄養疫学の第一人者であるハーバード大学のウォルター・ウィレット教授も、「牛乳など乳製品の多量摂取が前立腺がんの発生に深く関与していることは、多くの調査によって明らか。カルシウムを補うために、乳製品をすすめられるが（心筋梗塞など）冠状動脈疾患を増大させることもある。これらの病気を予防するため乳製品は控えるべきだ。」と講演や著書で繰り返し述べている。

　新谷教授は、胃腸外科の世界的権威。日米合わせ35万人以上の内視鏡検査を行なってきた。

　「アメリカでは、がんのほか潰瘍性大腸炎やクローン病など難病が増えています。食歴を調べると小さい頃から牛乳をよく飲んでいる患者が実に多い。私はまず牛乳や乳製品を一切やめさせ、玄米、海草、魚、野菜など日本の伝統食に切り替えさせるんです。」（新谷教授）

　最後に文春の記事は、

　"たんぱく質やカルシウムなど牛乳に含まれる栄養は穀物や海草、野菜類からでも十分摂れる。日本人も伝統食を見直せば、牛乳なんか必要なくなるかもしれない。"と結んでいる。

　マクロビオティックでは、とにかく牛乳は取らない。私（筆者）もマクロビオティックをやっているので、牛乳はとらない。90歳過ぎて元気に活躍している日野原先生が牛乳を薦めていても。

日野原先生は、「牛乳にはね、他の食物には少ない良質のカルシウムがある。体の成長のためだけでなく、骨粗しょう症を予防するためにも、カルシウムを十分摂ったほうがいい。それから、牛乳には良質のたんぱく質も含まれています。日本人はもう少し牛乳を飲んだほうがいい」とおっしゃっているが、先生も高齢だから、牛乳について昔学んだ知識で話してるのかな。牛乳をもう少し飲んだほうがいいと言っているが、新谷先生の話しているような、現在の牛乳に対する評価を把握していれば、そんなことは言えなくなるのではないかと思うが、どうであろうか。

◇**新谷先生の"牛乳は体に悪い"に対する名誉教授からの反論**
　ジャーナリストの郡司和夫さんは、新谷先生の牛乳有害論に対して仁木良哉北大名誉教授の「反論」を取り上げている。5年前（2001年）に健康ジャーナリストの外山利通氏が投げかけた牛乳についての論争が再燃したのである。Yomiuri Weeklyの記事に書かれていた「牛乳有害説は数年に一度のサイクルで取り上げられてきた古くて新しいテーマ」との言葉を踏襲するように新谷先生の牛乳有害説をきっかけに牛乳の是非をめぐる論争である。

　郡司氏は最後に
　"牛乳問題で重要なことは、紀元前数千年前から人類が飲用していた牛乳と現在の大量に工業生産化された市販牛乳はまったく別の代物になっているということである。
　戦後、わずか数十年の間にそれは急速に進んだのである。なぜ、そのようなことになってしまったのか、乳業メーカーや農

水省は猛省しなければならない。

私はほんものの牛乳は良い食品だと思っている。

また新谷氏はこう著書の中で指摘している。「どうしても牛乳が好きだという人は、ホモゲナイズされていない低温殺菌の牛乳をときどき飲む程度にしてください」と付け加えている。

筆者の友人で「『アメリカの小麦戦略』と日本人の食生活」を著している食生活史研究家の鈴木猛夫氏はその著書の中で牛乳を飲むことの良し悪しについて述べている。

ヒトは何百年、何千年という長い間食べ続けてきた食品に合った体質、生理作用を次第に獲得していく。今我々の体の背後には連続した長い食生活の歴史がある。戦後急に牛乳を飲むことの良し悪しは、その日本人の過去の食生活と照らし合わせて考えることが必要ではないか。単に栄養素がどうのという前にもっと確かな判断基準があるのではないかと思う。それは日本人の昔からの食生活である。ご飯に味噌汁、漬物という献立で、それこそ日本人の体質、生理にかなった合理的な食生活の基本であろう。

他の視点からも牛乳の是非を考えてみたい。牛乳は本来牛の赤ちゃんの飲み物である。牛に限らず哺乳動物の赤ちゃんはその母親の乳を飲んで育つ。ほかの種類の動物の乳を飲むことは普通はない。何かの事情で他の種の乳を借りることはないわけではないが、動物の世界では同じ種類の動物の乳を飲むのが原則である。ライオンの赤ちゃんがキリンの乳を飲んだり、犬の赤ちゃんが猫の乳を飲むことはない。同じ乳と言っても動物ごとにその成分の割合が違うので他の種の乳では生理的に合わないのである。他の種

の動物の乳を日常的に飲むのは人間だけであり、動物の世界の原則を破ることになっている。

　もう一つの動物界の原則は「離乳」である。どんな動物でも母乳を飲むのは必ず赤ちゃんの時だけで、大きくなってまで母親のおっぱいにしがみついている動物はいない。

　以上のことから同じ動物であるヒトが他の種の動物の乳を、しかも大人になってからも離乳せず飲み続けるというのはおかしいのではないだろうか。

　では欧米人が昔から牛乳を飲み続けてきたことをどう解釈するのであろうか。先にも述べたように、ヨーロッパは寒冷の地で野菜よりも牧草が育つ風土である。そんな厳しい環境の中で生きていくには牧草を家畜に食べさせ、その肉、乳を活用していく以外に生きる手段がなかったのだ。

　そのような長い歴史を経て、次第に牛乳の乳糖を分解する酵素（ラクターゼ）を獲得するようになったのである。しかしそれでも最近は過剰摂取の害が懸念されるようになってきた。ラクターゼの処理能力を超えた量の乳類が日常的に摂取されるようになるほど昔に比べ飲みすぎの傾向にある。そのため欧米でも骨折や骨粗しょう症が深刻な事態となってきているのである。

　これに対し牛乳を長く飲んできた経験のない、つまりラクターゼを持たない日本人は体内でうまく消化、吸収のシステムが働かず下痢や腹痛を起こしやすい。さらには骨折、骨粗しょう症、アレルギー症状など戦前まで全く経験したことのないような症状まで背負い込むことになったのである。

さらに怖いのは牛の健康状態悪化の問題である。牛に限らず豚もニワトリも経済効率優先で飼われるため、一生狭い畜舎で過ごし運動不足とストレスから病気になりがちである。感染防止のためペニシリンなどの抗生物質、それに成長促進のためのホルモン剤など各種の薬剤が使われ、それらは間接的に人間にも取り込まれ慢性的に体内に入るため、いざ病気になった時、注射が効きにくい体になってしまうのだ。

牛乳は果たして日本人が健康維持のためどうしても飲む必要がある食品なのかどうかをまず考えるべきであろう。

今日本では「食」をめぐる様々な困難な問題が山積している。食品公害、環境ホルモン、遺伝子組替え問題、洗剤反対運動、学校給食の民間委託の問題、最近ではBSE狂牛病問題、食品表示の問題等など。多くの心ある人が問題解決のため全国的な市民運動に取り組み熱心に活動されている。いずれも食生活を良くしたいという善意の運動である。しかしここで考えなくてはならないのは我々の食生活がどのような内容であれば望ましいのかという最も大事な視点が見事に欠落したままの運動になっている点だ。例えばハム、ソーセージの添加物反対運動が熱心に行なわれた時期があった。しかしそれは日本人の食生活にはそれらの食品が必要だという前提に立っての運動である。しかし本来は食べなくても何の支障もない。むしろ食べることの害のほうが大きいのである。

その一番大事な点を考慮しないまま、無添加ならばいいのだという発想でいくら運動しても食生活が良くなるはず

はない。むしろ悪化させるだけである。日本人が昔からとってきた蛋白質は大豆や魚介類であった。決してハム、ソーセージではなかったはずだ。あまりにも欧米流の栄養学を盲信してそこから一歩も抜け出せないままの運動になってしまっているのだ。

　また低温殺菌牛乳をすすめる運動も熱心に行なわれてきた。これも同じく牛乳は日本人の健康に必要だという前提にたっての運動であった。この大事な前提が実はおかしいのに、そこを考えないで低温殺菌した牛乳ならばいいのだというおかしな栄養知識をもとに運動している。
これが食生活史研究家鈴木猛夫氏の主張である。

第7章 玄米少食で文化勲章受賞した人

◇日野原先生と同じく少食（玄米少食）で文化勲章受賞した人

　ここで、前述した日野原先生が2005年の文化勲章を受章したニュースが入ってきた。94歳という高齢での文化勲章受賞である。このニュースを聞いて思い出すのは86歳で文化勲章を受章した玄米少食の二木謙三先生である。日野原先生は現在の活躍ぶりからすると100歳を越しても活躍することが予想されるが、二木先生が93歳の天寿をまっとうしたことだってすごいとおもう。「玄米少食論」を唱え、中年では1日2食、晩年は1日1食でやっていたときもあるというから、少食で活躍される日野原先生とダブってくるのかもしれない。マクロビオティックで玄米食をしている人にとっては、同じ少食で長生きしている人としては、日野原先生より二木先生の食に対する考えが身近に感じられるかもしれない。もっとも、日野原先生は玄米を食べていないし、二木先生が健康上好ましくないと言っていた肉食も週3回ぐらいしているようなので、ここでは、少食という共通点についてである。またこの二木先生は、マクロビオティックを世界に広めた桜沢如一氏とは同じ玄米菜食でも、そのやり方が比較される方である。

　それは2人の体質の違いからきていると言われている。陰性体質の桜沢如一氏に対して、陽性体質の二木先生であったので違ってきたというのである。2人のやり方の異なる点そして似ている点を比較してみたいと思う。

　なお、二木式健康法については萩原弘道氏の著『栄養と食養の系譜』を参考にした。

二木式健康法	相違点	桜沢式マクロビオティック（玄米菜食）
特にとる必要なし。①	塩分摂取	多くとらせる傾向。（ごま塩等）＊注2
多く飲むことを薦めている。　　　　　②	水分摂取	少ないほうがよい。＊注1
短く　　　　　　　③	野菜の加熱について	長く煮込む料理が多い。（きんぴら、ひじき、蓮根など）

	似ている点	
	④ 肉食は良くないと考える	
	⑤ よく噛むことを重視する	
	⑥ 寒さが人間を強くする	

①二木：塩は元来天然の食物に含まれているものであるから、元来は塩として摂ることは不必要のものである。しかしながら食べ物に塩を加えて煮沸して食するということになると、その水を加えただけで天然の塩が薄められるのであるから、それを補うだけ塩を加うる必要がある。つまり1日の食量と1日の水の全量と交ぜ合せたものの塩類の濃度が血液中の塩類の濃度と（0.6～0.9％）同様であるように塩を加減するものである。それはいちいち計算せずとも、自然の要求がよく教えるので、不足のときには塩気のものが欲しくなり、多すぎるときには水が欲しくなるのである。

　しかしながら、悪い習慣のついている人は習慣性に多

量の食塩を好むようになることがある。それがために害を受けて腎臓や膀胱、尿道等の病いを起こすことがある。塩は少なすぎて害ということは極めて少なく、多すぎての害は一般にみられることであるから、これを食事と同じく多すぎぬように注意しなければならぬ。

②二木：天然自然の食物を摂取する如き場合には、塩は全くなくとも差支えなきものである。これに反して水はいつの場合にも必要であって、特に病人には水が必要にして、ほとんど薬以上の効力がある。それが少ないときには食塩水の皮下または静脈注入をするが、それも食塩は客で水が主である。水はいかなる病気にもほとんど害はないものである

③二木："自然食"の重要性を説いた。昭和5年の『健康長寿と経済生活』によると、玄米食が完全である理由として、"発芽能力のある生きものである"ことを強調した。すなわち今でいう"自然食"の理念である。

　従来の"完全食"を一歩すすめて、二木は次のように説いた。「食物は食する前まで生きておったか、また発芽能力を維持しておったかを考察してこれを用うることが必要である。換言すれば、生命の糧となり得るものはただ食する前まで生き、または生きんとする能力があるもののみである。すなわち

・生命の糧となるものは唯生命あるもののみである。

・死物は生命の糧となり得ない。

・生命ある食物は少量にて足る。

・死物に属する食物は大量にてもなお足らぬものである」

そして、野菜も沸騰２分を厳守し、ふたをとらずに１０分くらいそのまま蒸して「これを食膳に供するときは食物成分に変化はなく、温度のさめぬうちにこれを食すれば、生きものと異なることなき成分を体内に受け入れることができる」とした。

　二木式は、野菜の加熱時間が桜沢式より短いことから、野菜などに含まれている酵素などが熱によって壊れないうちに食べることができるとおもわれる。したがって桜沢式と比べ後に述べる酵素を大切にする新谷式に近いものかもしれない。

④二木：その理由は第一に動物性たんぱくは腎臓を通さねばならないから腎臓に負担をかける。ことに老人は心せねばならぬ。第二に多量のプリン体を含み尿酸をつくり害的に働く。第三にカルシウムに乏しく完全食ではない。第四に体内において酸化、分解し最終産物は酸でありアルカリ減少症をおこし抵抗力を弱める。第五に消化時間が長く、しばしばアミノ酸まで消化されず半消化の状態で毒性のものとなり、抵抗力を減じ諸疾患をおこす。とくに老人、虚弱者と脳髄作業をする者に害がはなはだしい。しかし、その少量は人によって益である場合がないでもないと規定した。

　このように二木博士は肉食を不適食としながらも、「米麦を主とし蔬菜を副とし、これに魚肉鳥獣肉等を添加することをもって完全な食事と規定し、主副の割合を６～７対４～３とし、蔬菜と動物性食の割合は２対１を適当とした」と動物性食を完全に否定はしていない点もある。

動物食を摂る考え方として獲得能力を基準にして考えている。

⑤二木：「玄米には1割以上の不消化分があるから必ずしも経済食ではない、という者もあるが、それは咀嚼に注意を払わぬためと、また長い間白米に馴れて、玄米食にはまだ馴れない人に用いた結果であって、よく噛めば玄米であるほどよく、精白したものほど悪いのである」

　玄米食にはこうして「よく噛む」ということが付随してくる。噛むことの効用については、すでに米国にフレッチャー主義があって、しばしば二木はこの説を援用して説いていた。

　フレッチャー氏は米国の富豪で、40歳ごろに体をこわし仕事に倦怠さえ覚えたとき、あらゆる名医もこれを治せなかったという。フレッチャー氏は仕事を捨てて思考し、一口の食事を32回ずつ噛まなければいけないという話を思い出して、一口100回を実行し、1日2食、菜食を好むことによって再び青年時代の健康をとりもどしたのであった。

　フレッチャーは医師会でこれを講演し、エール大学の教授チッテンデンをして「ドイツ学派（カロリー学説）を裏切るものはフレッチャーだ」と叫ばせたという。ドイツ学派は一日3,500キロカロリーを標準としていたが、このフレッチャーは2,000キロカロリー、たんぱく質は3分の2であった。

　二木も同様、自らの体でこれを体験し、世界中南北緯度も人種、風土も考えず一律に食物を数字で決めて「食

べねばならぬ」と定め、しかも食品を加工し死んだ食品でもかまわぬという栄養学を批判してきた。

⑥二木：「動物をひどい寒さにさらしたのち暖気に当てる。これを繰り返して寒さに慣らしていくと、一定の寒さに堪えられるようになる。そこへ病原菌を注射すると、普通の動物なら斃れる量なのに、寒さに鍛えた動物は斃れないのである。われわれはこれを生物の抵抗力もしくは免疫性と名づけるのであって、これは人工的に高めていくことができる。ただ恐れて躊躇する人には抵抗力が高まらないのである」

以上が二木式と桜沢式の似ている点と異なる点である。また二木式健康法では小食についても述べている。

「小食は完全栄養を遂ぐることができるばかりか、小食の人の腸胃は強健となって完全にすべての食物を消化するによって、たとえ食量が尠なきにしても、吸収ならび同化量がかえって高まることであるから、極度の減食に非ざる限りはそれがために栄養不良等を起こすことがないのである。それがためにまた中毒症状等に陥ることはなく、すべての臓器は害を蒙ることはなく、例えば肝臓や腎臓の機能も完全に営まれて腎臓病等に罹ることはなく、また脂肪過多症や糖尿病や痛風、ロイマチス、喘息ならびに癌等に罹る危険が尠なく、長寿を遂ぐることができるのである」としている。

注１：日本ＣＩ協会のホームページでは、「現代」のマクロビオティック（食養）の概念として食品の摂取基準の中に『（３）水分について』を設けている。それによれば、体質や病状に応じて加減する必要がある。高齢者の場合、枯渇

に対して鈍感になるので血中濃度が濃くなり、各種の梗塞を起こす恐れがあるので、常に十分な水分の補填に努める必要がある。

注2：同じく『（4）塩分の制限』として高血圧、心臓病、腎臓病の原因となるので、許容量の範囲内にとどめる必要がある。

と注意を呼びかけている。

◇二木先生は弟子を枕元に呼び寄せた上で大往生

二木先生は、晩年弟子の1人に「私に反対した人々は皆死んでしまった。私だけが残って勝ったわけだが悲しい勝利だよ」としんみりしたという。「私に反対した人たち」とは、いうまでもなく栄養学者たちであり、また多くの医学部の人たちだった。

二木先生は、玄米少食主義の良さを、虚弱体質だったご自身の体で、93歳という高齢まで活躍したことで実証された。そして、お亡くなりになるときも理想的な死に方をされている。絶版になっていた二木先生の古典的名著『健康への道』が平成15年再刊されたが、この本の巻頭を飾る渡部昇一上智大学名誉教授の文章の中に、その理想的ご臨終の模様が描かれている。渡部さんが二木先生のことを知ったきっかけから書き出している。

"二木謙三先生のことを知ったのは石原結實先生と対談して『東洋の智恵は長寿の智恵』（PHP研究所）という本を作った時のことである。石原先生は人参ジュース断食のサナトリウムをお作りになった方で、テレビの健康番組に

もよくお出になるから御存知の方も多いと思う。

石原先生は学生の頃は病弱でいらっしゃったそうだが、二木先生の本（本書）を読んで健康法に開眼なされ、実際に極めて健康な体になったという。石原先生は二木先生について次のように言っておられたのである。

「二木先生は小さい頃から病弱で、小学校の入学も２年遅れたくらいであった。その先生が御自分の病弱な体質を克服するために健康法を考え出し実行なされた。先生は後に東大医学部教授になられ、天然免疫性の研究や赤痢駒込菌発見、鼠咬症病源スピロヘータの発見などにより学士院恩賜賞、文化勲勲章を受けられ、またノーベル医学賞の候補にもなられた方である。そして93歳まで元気で活躍され、亡くなる前には、全国の多くの弟子たちを電報で呼び集め（当時、電話は今のようでなかった）、全員揃ったところで、"それじゃあ、君たち、最後の息をするから、さようなら"と言って従容として亡くなられた」（「従容」動じることなくゆったりとしているさま）

このように西洋医学の最高峰におられながら、自らの健康法を東洋的に実践された方がいたのである。私は石原先生が読まれた二木先生の本（本書）をいただいて、若き日の石原先生が赤線を引きながら読まれているのを知った。そして今日の石原先生の理論が二木理論の上に展開されたものであることを知った。

二木先生に始まる健康法こそ、西洋医学の長所も十分知っておられながら、その及ばざるところを東洋医学を援用なさっているので、正に健康法の王道と言うべきもので

はなかろうか。

と二木先生の安らかな最後を含め語っている。そして二木先生ご自身この本の中で「人は無病長寿、百歳平均の天命を全うして、無病、無苦、無痛、安楽な死をとげる」ための生き方を説いている。

今日の医学は完全正食を無視した医学である。完全正食とは、蚕に桑の葉、鶴にどじょう、鷹にすずめ、猫にねずみ、虎にうさぎ、日本人には玄米菜食で、それでこそ天地は生々化育で、人は自然順応で、天地に矛盾なく、人生に病なく、人は無病長寿、百歳平均の天命を全うして、無病、無苦、無痛、安楽な死をとげることができるのである。

ところが今日の医学は、今も精白した米に依存して、その不完全を肉、魚、脂肪、菜果で補充しょうとしている。それがため人畜は多く病にかかり、体質は低下し、人は抵抗力の減弱をきたし、胃腸病、呼吸器病、皮膚病、神経系統疾患、腎臓病、伝染性疾患をひきおこし、みな苦悩の多い病的死をいたし、極度に死をきらい恐れるようになるのである。

昭和17年8月素堂　　　　　　　　　　二木謙三

また自然界の生き物達の死と比べて安らかな大往生が出来ない今日の医学を批判している。

まるで油が尽きて燈心が風もないのに消えるように、苦しみ一つない、いわゆる生理的死がそれである。この生理的死には少しの病気もない。胃も腸も脳も肺も全部健全である。動物はみなこの生理的死で死んでいる。山へ行って

も、だれも動物の死体を見ない。また、夏になると出てくるハエや蚊が一体どこへ行って死ぬだろうかとふしぎであるが、よく調べてみると、たとえば木の葉の裏などへ、ちゃんと自分で上手に死体を隠している。かれらは死ぬ前まで健康で、行くべき所まで行って死んでいるのである。

　ところが、今日そんな大往生をする人がないところを見ると、今日の医学の研究は生命を離れて端へ端へと行っていることがわかる。その意味で、今日の医学は回れ右をして、もう一度生命の根源へ帰って来なければならないと思う。

老人たちの中に流行っている言葉に『PPK』という言葉があるということを聞いた。ピンピンコロリの頭文字をとったものだという。ピンピン元気で暮らし（病気で寝たままで長生きするのでなく）亡くなるときはコロリと逝くのが理想だということを表しているという。

　二木先生は93歳まで元気に暮らし文化勲章を受章されるほど、天然免疫性に関する研究では医学界における世界最高の業績を残したという。そして最後は"それじゃあ、君たち、最後の息をするから、さようなら"と言って従容として亡くなられたというのだからまさに見事な一生であった。

　渡部先生が学生の頃"病弱"だった石原先生の話を聞いて小さい頃"病弱"だった二木先生を知ったいきさつを述べて来た。その石原先生は2011年6月19日の森下博士との合同講演会では元気あふれる姿でまるで"病弱"だったのがウソのようにボデービルできたえられたたくましい体で有益な話をして降壇された。しかも全て原稿なしで有益な話でありながらお笑い芸人

顔負けの面白い講演をされた。演題は「万病一元、血液の汚れから」というテーマだった。石原理論は二木理論の上に展開されたと渡部先生は言っておられたが、この講演の冒頭で石原先生は森下先生のいわゆる追っかけで森下理論から今に至るまで大きな影響を受けていると話していた。

　私たちは無限の宇宙の彼方に死ねば帰っていくのだろうか？その離陸する日まで、滑走路を整備しスムーズに離陸したいと思う。そのためには二木先生の生き方も大いに参考になると思う。
　高齢の日野原先生文化勲章受賞のニュースに接して同じく高齢文化勲章受章者二木先生の玄米少食主義について桜沢式マクロビオティックと比較してきた。ここで、再び将来の文化勲章受賞予定の新谷先生の話に戻そう。
　新谷先生はご母堂から「いつ、お前はノーベル賞をもらうのかい」と聞かれることがあるという。しかし新谷先生は、ノーベル医学賞については基礎医学の研究者が受賞するのがほとんどという事でもらえないのではないかというようなことを講演会で言っていた。文化勲章はどうなのだろう。

第8章　10枚のコピーから知った新谷理論

◇新谷教授を知ったのは10枚のコピーから

　筆者が、新谷教授の考えに初めて出会ったのは、「自然食レストランに置いてあった」と言われ友達からもらったA4版、たった10枚ほどの文章であった。『"腸相"と健康を守る食生活について』という表題で、胃や腸の中の状況は、教授が開発した内視鏡で見てきたところ、手のひらに手相があるように、胃や腸にも胃相、腸相があるというもので、しかも、その胃相、腸相も食べ物によって変わってくるという文章であった。

　日本人の胃壁、腸の壁は、比較的柔軟で、胃の壁、腸の壁の色もピンク色に近くきれいな色をしているが、肉食の多いアメリカ人ほど、胃壁、腸の壁は黒ずんでいて、柔軟性がないという。その後、数枚の紙切れから発展して"ガンにならない食事術、あなたの食事は間違っている"との副題つきで、『大腸がんの権威が教える新谷式食事法』という小冊子になった。

　250円という手ごろな値段で、大きさは、新書版63頁ほどの小さなもので、内視鏡で覗いた、胃、腸の写真も掲載されていた。何冊か買求め友達などに送ったりした。その後、本屋の店先から姿を消したので、コンパクトだが内容の充実した本だったのでがっかりしていた。絶版になったということだった。しかしそれが、新たな装いで出版された。

　新聞の最下段の広告に『胃腸は語る』(弘文堂)という題名で、著者新谷教授の名前が載っていた。

　懐かしく思い購入したところ、その本の帯には、推薦人として、内閣総理大臣経験者2人（中曽根康弘さん、羽田　孜さん）

をはじめ、野球の野村監督など、いわゆる有名人たちの名前が連なり、346頁ほどの本になっていた。関連書として、奥さんとの『胃腸は語る』のレシピ編が出版されたりもした。その後『胃腸は語る』は重版を重ねている。

さらに、その後出た『病気にならない生き方』(サンマーク出版)は、平成18年3月23日付の読売新聞の一面広告によると、この本は、96万部売れているとの記述と一緒に、新谷教授が、野村監督と対談している様子が掲載されていた。

そして、とうとう平成18年4月トーハン調べで100万部を突破し、ベストセラーのトップに躍り出た。

数枚の紙に書かれた教授の『"腸相"と健康を守る食生活について』から始まって、小冊子『大腸がんの権威が教える新谷式食事法』、そして、多くの推薦人の名前が列記されている立派な本『胃腸は語る』『病気にならない生き方』に至るまで、教授の自説を発表する形態は、鯔・鱸・鰤が成長するに従って名前の変わる出世魚と呼ばれるのに似ていて、出世本というようなものであった。

内視鏡を駆使する説得力のある世界的名医の説く健康法、しかし牛乳や乳製品を批判するなど型破りな本なので、戸惑う人もいるだろう。

◇新谷教授もヨーグルトには懐疑的

先に島田教授が、消化酵素を持たない人々がヨーグルトを摂取することにより起こる弊害を述べたが、新谷教授もヨーグルトの効能には懐疑的である。

地中海ヨーグルトが、ブームになったり、ヨーグルト製品が

人々から、愛用されているので意外であるが、こう述べている。

「日本ではヨーグルトがブームのようですが、私は"腸相"を良くするために食べる事には疑問を持っています。

内視鏡で人の腸内を観察してきた経験からみるとヨーグルトを食べても、腸内環境は改善されません。腸内の乳酸菌が増えるということはないでしょう。また、牛乳、ヨーグルト、チーズなどの乳製品を多く食べている人ほど、腸相が悪いように思われます。これは、動物性たんぱく質のとりすぎになるのだからだと思います」とヨーグルトを含め牛乳、チーズなどの乳製品に疑問をなげかけたあと、腸内環境を良くする為の方法について触れている。

「私は腸内環境を健全に保つために、家族で愛用している"乳酸菌生成エキス"を患者さんに薦めています。動物性蛋白質や脂肪を一切含んでいない大豆醗酵物の抽出食品です。」

（『むすび』、正食協会発行）

◇『マクロビオティック』誌への新谷教授の提言

日本における、マクロビオティック普及活動の中心的役割を果たす日本ＣＩ協会。その機関紙『マクロビオティック』2004年4月号にも新谷教授の記事が載っていた。

「良い腸相が、次世代の健康を守る」と提言している

「私はアメリカと日本で35万人もの胃腸を内視鏡で診察しています。その多くの臨床経験から、腸内環境と全身の健康状態には密接な関わりがあることが分かりました。」と持論を展開されている。（中略）

　　　良い腸相のためには、毎日の食生活が大切です。英語に

You are what you eat という言葉があります。「あなたの食べるものがあなたの体を作る」いいかえれば「あなたの体は食べ物次第」ということです。これを認識することがとても重要になります。

現在、日本人の死因の第1位を占めるがんも間違った食生活によるものです。例えば、がんになった人たちから、それまでの10年間、20年間に、肉類を週に何回食べ、乳製品はどのくらい摂っていたのか、野菜・果物はどうか、食事の量や時間帯はどうだったのかなど、食歴（食事の歴史）を詳しく聞いたとしたらおそらく同じような答えが出てくるはずです。よく太陽に当たって、しかもよくお酒を飲み、肉を好んで食べていた人は皮膚がんに。肉類、乳製品などの動物食が多くて、野菜・果物が少なくて、しかも便秘がちな人、このタイプは大腸がん・乳がん・前立腺がんに。加えてタバコを吸っていたら肺がんにと、こんな筋書きになってくるはずです。

今、がん・心臓病・膠原病などの慢性病も原因が分からない、といわれていますが、そうではないと思います。本当はきちんとした原因が存在しているはずです。つまるところささいな原因ではなくほとんどの場合、積み重なった悪い食習慣などが病気を引き起こしているのです。

現在、日本の医療現場では、食の重要性はあまり問題視されていませんが、患者さんの食歴は間違いなく病気の原因を探る重要な手助けとなります。いずれはすべての医師が患者さんの食歴をカルテに書き込み、それをもとに、病気を引き起こした影響力をはっきり打ち出すべきです。私

の「医者は予防医学の面でも指導者であるべき」という使命感からも、これは今後の課題と感じています。

"乳酸菌生成エキス"の飲用と食生活の改善を指導した結果の腸相改善例が、衝撃的な写真で載っている。

腸内の状況が、改善後の写真を見ると、改善前の腸がかたく、狭く汚れているのに対して、改善後の腸の壁は、いかにも柔らかく、粘膜ひだがピンク色できれいになっているのに驚かされる。

◇マクロビオティックと新谷教授推奨の食事の相似と相違

以前より、新谷教授の推奨する食事指針については、マクロビオティックに似ていると常々感じていた。違う点はどこなのだろう。

	【マクロビオティックの食事】	【新谷教授推奨の食事】
穀物	全粒穀物 日常の食事のうち重量で40〜60% 玄米、雑穀（あわ、きびなど）、大麦、小麦、オート麦、及びとうもろこし、そば、その他、ときどきパスタ、麺類、パン、シリアルなどの粉製品	A、植物性：85〜90% 穀物、副穀物類50%（下記のaとbを2対1） a、玄米または胚芽米 b、麦（押麦）、ひえ、あわ（もちあわ）、きび、アマランサス、そば米、そば、コーン、全粒粉、7穀物パン、オートミール等（以上を3〜5種類混ぜて炊く）
野菜	20〜30％葉野菜、円形野菜（キャベツ、ブロッコリなど）、根菜をバランスよく調理したものを主とする。サラダや生野菜は少なめに 漬物、多種少量 海藻、少量	緑黄色野菜、根菜類、きのこ類、山菜類、海藻類：30% 生野菜、温野菜として。

豆類　5〜10%	5%

そして、両者の微妙な違いは、

果物　週に数回程度、主としてその土地で育った季節のもの	果実類5〜10% できるだけ食事の30〜40分前にとる（食後に食べると胃腸で発酵しやすい）

　マクロビオティックでは、果物は陰陽の観点から、体を冷やしやすいものとして毎日摂取するものでなく週に数回程度の範疇に入れたものと思われる。新谷式では、当初に比べて新谷先生が体内酵素を重要視する傾向が出てきているせいか、酵素を含むものとして果実類を1日の摂取量5〜10%としているのかもしれない。マクロビオティックでは、陰陽の観点からサラダや生野菜は少なめにとの説明書きがあるのに対して、新谷式では野菜も加熱調理をすれば酵素が減少するから、酵素の壊れていない生野菜を温野菜と同格に摂取することを考えているのだろう。

（注）マクロビオティックは、クシマクロビオティック食事法ガイドライン（温帯性気候用）より引用。

新谷教授推奨の食事は、『胃腸は語る』『腸からはじめる幸せ健康法』より引用。

そして、動物性については

マクロビオティックの食事	新谷教授推奨の食事
魚介類　主として白身魚 　　　　オプションとして週に数回程度 　　　　小魚（チリメンジャコ、タタミイワシ、イリコ等）	A．植物性：85〜90%に対して、B．動物性：10〜15%（基本的には1日100gにする）

鳥　類	正しい食事への移行期にはオプションとして月に数回程度	(週1～2回)
獣　肉	正しい食事への移行期にはオプションとして月に数回程度	(月1～2回以上はとらないようにする)

　新谷式食事法はマクロビオティックに似ているが、新谷先生の最新刊の『病気にならない生き方』などを読むとミラクルエンザイム(体内酵素)の重要性を述べるようになってきて、体の中の酵素を減らさないように、また酵素の多い食品を補うようにという考えからか、生野菜、魚も生の物という傾向が強くなってきているように感じる。マクロビオティックは、野菜などは火を通して調理した野菜が多いのと比べて異なっている。

　マクロビオティックでは、陰陽の考え方に基づき、食材の選択、調理の仕方を整えていくことで調度よい中庸に持っていくようにしている。新谷式では陰陽のような指針になるものは、何だろう。それは、新谷先生の今まで治療してきた患者の食生活と内視鏡を通して腸内環境の良し悪しの関連を見てきたことから帰納的にわかってきた上記の食材の組み合わせのような基準がこれにあたるのだろうか。

　新谷先生の講演会で、マクロビオティックは、酵素を多く含んでいる生野菜を殆どとらない傾向や、酸化しやすいてんぷら料理などが多いことで考えが遅れているとの発言も聞いたことがあるが、いかがなものだろう。

　逆にマクロビオティックの陰陽から見ると、新谷式食事法は、陰性な生野菜及び水分の摂取が多いと感じる、体質的に陰性な人がとり続けると体調を壊さないかと心配になるがどうなのだ

ろう。

　温野菜も摂取する対象としているが、加熱してない生野菜も体内酵素を維持していくのに重視している上に、水分は1日1〜1.5リットル位は飲む必要があると勧めている。

　マクロビオティックは、体質を次の4つに分けて考えている。陽性の体質の人には、陰性的な生野菜や、水分の1〜1.5リットルの摂取にも適合するかもしれないが、陰性の萎縮タイプの人が続けたらどうなるかと疑問に思う。

　マクロビオティックでは〈血がうすい〉タイプと〈血が濃い〉タイプの2つに分けた後、それぞれを肥大タイプと萎縮タイプにわけ4つの体質で考えている。

第9章 マクロビオティックと水分摂取など

マクロビオティックの4つの体質別の食事法

〈血がうすい〉　　　　　　〈血が濃い〉
1（陰性の肥大）　　　　　1（陽性の肥大）
　　　　　　　　　　　　　短期的に
　　　　　　　　　　　　　　水分多く
　　　　　　　　　　　　　　断　食
　　　　　　　　　　　　　　生ヤサイ、果物
　　　　　　　　　　　　　　塩気少なく
　　　　　　　　　　　　　　スープ〈穀物でもヤサイでも〉

主食はフツウ　　　　　　　主食少なく
副食は少なく　　　　　　　ヤサイ多く
塩気を強く
湯茶を少なく　　　　　　　湯茶適量
●断食は向かない　　　　　陽も陰も共に食べすぎ・飲みすぎ

2（陰性の萎縮）　　　　　2（陽性の萎縮）
主食を多く　　　　　　　　硬化した体をひろげるには温める。温泉
副食を陽性に、少なく　　　OK。
飲み物は陽性に、少なく　　主食をユルメル、オカユ、ウドン、パン
　　　　　　　　　　　　　主食、副食の比を逆にしてもよい。
　　　　　　　　　　　　　主食は軟かく
　　　　　　　　　　　　　塩気は少なく
　　　　　　　　　　　　　野菜は適量に
　　　　　　　　　　　　　水分はフツウ
　　　　　　　　　　　　　温かいものをとる
●体を温める　　　　　　　●体を温める
●断食は向かない

　　　　　　　　『正食医学』による。（日本ＣＩ協会出版）

◇水分の取りすぎは水毒に成るという先生もいる

　石原慎太郎東京都知事や細川護熙元総理大臣などが訪れ有名になった伊豆の診療所、ここでは、人参ジュースをとりながらの断食を指導しているという。この診療所の院長である先にも述べた石原結實先生は、慎太郎知事と同じ石原姓だが親戚ではない。院長の言うことには3年先まで入院の予約で一杯だという。この石原結實先生は、水分の摂取しすぎて対外に十分排泄できない状態を漢方では「水毒」といい種々の病気の原因となるので注意が必要だと言っている。

　石原結實先生のプロフィールを慎太郎さんは次のように述べて信頼をよせている。

　　私がこの対談相手の石原結實先生においている信頼の所以は、石原医師が西洋医学医師の資格に安住せずに、多くの現代医学徒にとっては未知の、あるいは迷信としか思えぬ、西洋医学とは対照的な東洋医学にも精通し、東西両者の利点をとらえ合わせて治療に邁進しているところにある。

　　彼に比べると世間の多くの医者は、実は人間の健康についてせいぜいが半分の理解しかせずに、半ばはめくらとしか言えぬのに専門家と称して治療にいそしんでいるとしかいいようがない。

　　例えば本論でも触れたが、西洋医学でもいまだに未知でしかない、リンパ、錐体外路、ホルモンといった致命的ともいえる範疇の健康問題に関して、東洋医学は独自の論理系統で掌握し治療に活用しているのに。

　　石原結實先生は、その先駆者として人間の健康に関して

重層的な治療を心得た世界でも稀有なる医師だと思う。
 ここまで慎太郎さんがほれ込んでいるのだから結實先生はかなりの先生なのだろう。
 この結實先生は「水毒」について注意をうながしている。
 「水分の摂りすぎ」
　日本人の死因の２位と３位が、心筋梗塞と脳梗塞という血栓症であるため、「水分を１日１リットル飲め」など、なるべく多くの水分を摂るべきだという指導がなされています。この指導も、ほぼ日本人全員に行き届いたようですが、心筋梗塞や脳梗塞が減る気配はありませんし、むしろ増加の傾向にあります。
　人間にとって、いちばん大切な水分も摂りすぎると体内で水害を起こし、健康を害するモトになります。
　植木に水をかけすぎると根腐れしますし、大気中に水分が多いと不快指数が上がるように、体内に水分が過剰になると、漢方では「水毒」といい、こりや痛み、むくみ、肥満、めまい、耳鳴り、不整脈や頻脈の原因になると考えます。
 このことは『「汗＝水」と健康の関係』として次のようにも述べている。
　スポーツで汗を流されるというのは誠に結構なことです。体内の余分な水分と老廃物を、「汗」としてどんどん排泄することは、健康にたいへんいい影響を与えます。
　水は人体に不可欠のものですが、過ぎたるは及ばざるが如しで、体内に過剰に存在すると、雨にぬれると体が冷えるように体を冷やしてしまい、頭痛、腹痛、腰痛、肩こり、めまいなど漢方でいう「水毒」からくる種々の体調不良を

引き起こします。

その結果、余分な水分を排泄して、健康になろうとし、嘔吐（胃液という水分の排泄）、発汗、くしゃみ・鼻水（アレルギー）、頻尿、下痢……などの症状が起こってくるわけです。水毒による冷えが恒常化し低体温になると、免疫力が低下してがんなどの種々の病気の遠因ともなります。

しかし、西洋医学では「血液をサラサラにするために１日に水を２、３リットル飲むように」という指導がなされることが多いようです。運動や入浴で十分発汗してから水分をとることは健康によいでしょうが、あまり運動しない人が水を無理してとると「水毒」に陥ります。

水に限らず、緑茶、コーラ、ジュース、清涼飲料水、コーヒーなどの「水分」を摂りすぎても、体内に水がたまり、体を冷やす原因になるという。

逆に運動しているのに水分摂取しないで脳梗塞になったのが西城秀樹さん。

◇西城秀樹さん　サウナで水分摂取せず脳梗塞

以前、歌手の西城秀樹さんが脳梗塞で緊急入院したときは、減量のため水分を取らずにサウナに入っていたことが脳梗塞の原因だったといわれている。

西城秀樹さん脳梗塞を語る
日本脳卒中協会大阪府支部等の市民講座より
　　　　脱水は危険因子水分補給忘れず
　　　　　　CTで異常なし
　　西城さんが倒れたのは48歳だった２年前の６月。ディ

ナーショーのため訪れた韓国・済州島のホテルだった。

　長女が生まれ、ヒット曲をと張り切っていた時期。月に５、６キロもの過激な減量に挑み、しかも運動中は水分補給無し。「今思うとアレが間違いだった」と振り返る。

１ケ月ほど前から「体がだるい」「肩こりが取れない」という症状が続いていたが「年のせいだと思っていた」という。

疲れを取ろうとサウナに入り、就寝した。だが翌朝、事態が一変した。

舌が回らず、左のほおは下がり、まっすぐ歩けない。地元の病院で頭部CT検査を受けたが「異常なし」の診断だった。

大阪大病院の藤中俊之医師（脳紳経外科）は「脳出血と違い、脳梗塞の発症直後はCTでは分からないことも多い。そのため、早く専門医にかかることが重要です」

一連の経過から、同大の吉峰俊樹教授は「慢性的な脱水状態となり、それが引き金になったのでしょう」と指摘する。

入浴や就寝、運動などで発汗すると体内の水分が失われ、血液はドロドロになって詰まりやすくなる。「脱水」は脳卒中の危険因子の一つだ。

脳卒中予防に詳しい、なかむら内科（大阪府吹田市）の中村雅一院長は「運動時はもちろん、入浴後と寝る前、起床時には水分補給を」と助言する。

水分だけでなく、イオン飲料も効果的。吸収が早く、体内にとどまる時間も長いという。

西城さんも機内で２リットルもの水を飲みながら帰国。１週間で入院を切り上げ、リハビリを始めた。

一進一退の病状にうつ状態となり、死を願ったこともあると

いうが「子供の寝顔を見ることで、徐々に前向きになれた」。

ただ、西城さんはそれまでの健診では「異常なし」吉峰教授は「健康な人でも脱水状態が続けば梗塞は起きる。高血圧や高齢、高脂血症などの危険因子が重なる人は普段の健康管理に留意し異常があったら早く専門医に」と訴えている。

5・6・14 上毛新聞記事より

このような記事を見ると、水分は取るほうがよい、取らないほうがよいとは一律には言えない。

◇話題の健康法にはつねに正反対の意見がある

かって小説家の五木寛之氏が『養生の実技』という本の中で"水に関する意見も正反対だ。毎日2リットルの水を飲みなさい、そうすれば、血液がさらさらになって、脳血栓の予防になるという説が、有名な俳優さんの体験談入りで紹介されている。それに対して、東洋医学を研究したお医者さんからは、いや、それは体を冷やして、水毒をためるだけだから、駄目だと異論が出る。

いったいどっちが本当なのかと混乱してしまう。私は、体験的に、生水をたくさん飲むと、具合が悪くなってくる。

中国医学では、日本人はたくさん水を飲んではいけないといわれているそうだ。水をたくさん飲んだほうがいいのは、乾燥した黄土地帯に住んでいる人たちで、湿度の高い日本の人たちは必要以上に水を摂取するとよくないといっているのだ。その上、食生活でも、味噌汁だのお茶だのと、しょっちゅう水分をとっている日本人にとって、多くの病気の原因は水毒だという。

今、流行りのサプリメソトでも、適当に取り入れて快適に過ごそうという人もいれば、いや、サプリメソトは製造過程で化学的処理がされるから、有害である、という人もいる。

　生野菜や運動に関しても、正反対の意見が叫ばれている。しかも、両サイドとも発言者は医学博士で、その分野の権威者だったりする。そうすると、我々はどっちが本当なのか分からなくなってしまうのだ。

　私はそんなとき、やはり自分の身体語のささやきに従うようにしている。

　単なる直感やインスピレーションではなく、今自分が気になっている症状について西洋医学から東洋医学、民間療法に至るまで、勉強してみる。そして、最後は自分の身体語を聴いて、自分で決めるしかない。自分の体の直感にしたがって、行動し、責任をとる、たとえ、間違って失敗したら、それはそれで自己責任である。"

五木さんの言うように「最後は、自分の身体語を聴いて、自分で決めるしかない」というところに落ち着くのかな。

◇水分摂取で桜沢マクロビオティックと久司マクロビオティックに違い

　マクロビオティックの場合は、今の自分の体質がどのような状況なのか判断して陰陽の観点から考えていくということになると私は思うが、久司道夫氏認定の『チャヤレストラン』では、開店当時コップ１杯の水と一緒に、ビール小瓶ほどの水をウエイトレスの人が運んで来ていた。久司道夫氏がマクロビオ

ティックの考え方の教えを受けた桜沢如一氏は、「24時間に小用が男なら3回、女なら2回になるまでにすれば、マクロビオティックの効果はより早く、より強くなります。」とその著書『ゼンマクロビオティック』で述べているのと対照的に、コップ1杯＋小瓶の水である。食事時の水分摂取は、胃腸の消化酵素を薄めてしまうと思った。しかしその後水はセルフサービスになった。

　桜沢氏の『ゼンマクロビオティック』には、水分摂取について次のように書かれている。

　　"より少ない飲み物で済ませられるようになることは、正しく質素な食事に慣れるよりもはるかにむずかしいものです。けれども、それはどうしても必要です。私たちの体重の75パーセントは水でできています。一方たとえばご飯は60〜70パーセント、野菜は80〜90パーセントの水を含んでいます。このため、ついつい水分を取り過ぎてしまうのです。（水は陰であり、体をゆるめる）

　　「水飲み健康法」というのは、おどろくべき腎臓の代謝機能をまったく無視した、単純な発想にすぎません。この理論の提唱者は、腎臓の構造についても機能についても、汚水処理設備と同じものくらいに考えるという誤ちをおかしています。土や鉄の管なら大量の水を勢いよく流せばきれいになるでしょうが、腎臓は鉄管とは違います。腎臓の細胞組織は濾過、拡散、再吸収を行なう、柔軟で浸透性のあるものです。

　　水分を大量に摂取すると、腎組織の半浸透性の細い穴は縮んでしまい（この穴は水分を吸収して膨張する海綿状の

組織に囲まれている)、水分をほとんど、場合によってはまったく通さなくなってしまいます。これでは事実上、腎臓はマヒしてしまい、「水飲み健康法」の意図と正反対の結果になってしまう！

　飲み物を減らし、あなたの働きすぎて疲れている腎臓を休ませてあげなさい。

桜沢氏の「水飲み健康法」についての考え方については説得力があると感じますが、24時間に小用が男なら3回、女なら2回になるまでにするというのは、なかなかむずかしいと思います。また水分摂取については、二木式健康法と桜沢式マクロビオティックを比較したページで日本ＣＩ協会の水分摂取の注意事項を書いたので参照してほしい。

◇宮沢賢治は水毒で早死にしてしまったのだろうか

　この水飲み健康法をやっていてその影響もあったのか？若くして亡くなったのが、『雨ニモマケズ』の宮沢賢治ではないかと思う。

　38歳で亡くなった賢治さんを同じ結核にかかりながらも石塚式食養法をすることにより健康を回復した桜沢如一と比較しながら、マクロビオティックの観点から検証してみよう。参考にしたのは鶴田　静さんの『ベジタリアン宮沢賢治』。

　この本によれば賢治の病歴及び飲食物に対する嗜好が読み取れる。

桜沢如一		宮澤賢治
1893 - 1966（74歳）	生　没	1896〜1933（38歳）
結核	病　歴	結核
玄米、塩分の多いゴマ塩、野菜（トマト、アスパラ、ナスなどの陰性な野菜は避け、根菜類を料理して食べた）	食事（注1）	七分づき米、野菜それまで日本に無かった食養では避ける野菜、トマト、ナスなども、自作しおおいに食べていた。
控え目	水分摂取（注2）	2〜3ℓ→石原結實先生の言う水毒になってしまったか？
砂糖を使った菓子のようなものは取らない	嗜好品（注3）	真っ白なアイスクリーム、真っ白なゼラチンの菓子、白いプディング、真っ白なパンケーキ
弟　健次が16歳で亡くなっている	家族の病歴	妹　トシが賢治より先に亡くなっている
石塚式食養で回復	西洋医学に対して（注4）	西洋医学にゆだねた

注1）賢治が「母のさとから宣伝され」て始めたという玄米食（七分鴇）については、『健康法全書』の第三編「食物主眼の健康法」に述べられている。一つは『化学的食養長寿論』を書いた明治時代の医師、石塚左玄の食養論である。塩にはカリ塩とナトロン塩とがあり、この二つの性質をバランスよくとり、それに植物性の油脂を加えてよい食事とする。カリ塩にかたよった中毒では、結核性諸症と慢性肺炎と脚気が起き、ナトロン塩中毒では肺炎、脚気、壊血病を起こすとある（これらの病はすべて賢治に当てはまる）。

石塚式の基本食は玄米だが、砂のまざっていない搗粉で搗いた半搗米でもよく、米飯七に対して副食は３の割合の量をとる。石塚は菜食主義者だが、副食には動物性も否定せず、その場合には野菜７対肉類３の割合でとる。そして塩と植物性油を多用する

　もう一つは『食道楽』の著者、明治大正時代の文人、村井弦斎氏の自然食論である。その場所に近く、季節に近い自然な食物を食べるというもの。彼の場合も玄米を第一とし、第二は半搗米、第三は白米である。玄米７対副食３の割合の食事が「最上の食事」である。それは経済的であり脚気にならずにいいという。副食は野菜７対肉類３とする。

　米のない時は「トマトでも食べましょう」といって、畑からとってきたトマトを５つ６つ食べ、それで腹の足しにしたことなどを語っています。

　ある春の夕方、訪ねて行った叔母が、甥が生の油揚げに醤油をかけたものだけで、冷たいご飯をかっこむのを見て、「もう少し栄養のあるものをとらないと体に悪い」というと、賢治は笑いながら「僕はナスの漬物が大好物で、それさえあれば何もいらない。５本も６本も食べます」と答えたそうです。そして近くの子供に「ナス２本食べたぞ」といったら、「ほう、一度に２本もか」とびっくりされたと話し、さらに「僕は百姓と同じように暮らせばいいです」といいました。最も貧しい農民と同じ生活をしようと努めていたのです。

　副食は、夏であれば畑の作物、とくにトマトが多かった。下ノ畑から取ってきたり、家のそばに作った菜園のトマト

を5、6個。「どうですこのトマトおいしそうだね」、「今日はこのトマトを腹一杯食べましょう」と言って、生徒と一緒に腹一杯食べたという。まだあまり親しんでいないトマトの食事は、生徒には迷惑なことだったというが。

注2）"西式健康法"は、西勝造が、人体の二つの究極的因子を腸と脳に基柢して創案、提唱した方法である。それには、金魚運動、毛管運動、触手療法、腹背運動などの六大法則がある。また、「生化学の立場より見て、健康な生存に対して最も必要なものである」新鮮な水を毎日少しずつ、2ないし3リットル飲むこととしている。

<u>賢治は運動はしなかったが、水だけは飲んでいたのである。</u>

1932（昭和7）年6月1日の森佐一宛ての手紙の下書きに、賢治は自分の行った次のような自然療法について書いている。"按腹"を苦しまぎれだが3年間続けている。<u>"西式健康法"のうち、水を飲むことだけは続けている。</u>海草をつとめてとっている。森の教えた作り方の味噌汁を食べている。そして玄米食をやっている。これらのことがらは、賢治が東洋医学の健康法に関する本を何冊か、とくに『健康法全書』をよくよく読んだらしいことを伝えている。彼の試した療法はすべて、1,306頁に及ぶ同書に詳述されているのだ。

注3）結核治療のために賢治は竹を煎じて飲んだ。ハチクにある竹茹という部分は、吐血、肺痿に効用があるという。また淡竹の竹茹は、涼血、嘔吐などに利くという。高熱や吐血に苦しんだ賢治が、懸命に煎じた竹茹を飲んでいること

は同情にあたいする。

　胸に巣くう病根。それは黒いものである。病が癒えてその黒い魔物が取り除かれたら、どんなにすっきりとするだろう。賢治のその切なる願望は、清く穢れていないものすなわち白いものイメージにつながる。肺の部分にある黒いものを取り除くために、体に白いものを入れる。それらは、真っ白なアイスクリーム、真っ白なゼラチンの菓子、白いプディング、真っ白なパンケーキまたは煎餅、真っ白な塩と水、そして牛乳などだ。

注4）科学者であった賢治が、「冷静な科学に対する義務」を遂行するその一つは、自分の病気を西洋医学にゆだねたことだろう。主治医の佐藤への感謝を、「これで死んでもまづは文句もありません」と「眼にて云ふ」の詩で述べている。しかし西洋医学に偏することなく、東洋医学にも関心を示し、それを実践している。

　『ベジタリアン宮沢賢治』には、肺結核の妊産婦が、それまで行っていた西洋医療法と動物性食品の摂取によらず、根菜類を塩辛く煮たものを副食として3分、半搗米ご飯を7分の割合、わかめの味噌汁、漬物、牛乳の代わりに玄米煮汁の食事で治癒した例が挙げられている。この例などは桜沢の考え方に近いようだ。

　桜沢の場合は太田竜氏が次のように述べている。

　桜沢如一氏は、もともと、砂糖とか、ミルクのようなもので体が陰性になって、結核をわずらっていたのだが、結核というのは、日本に大正時代、資本主義的な工業が都会に発生して、都会病として蔓延した病気である。桜沢はこ

の病気を、食養をやって塩気をきかせることによって治した。これが彼の原体験である。

　大正から昭和初期にかけて、日本の都会から生まれてくる病人のほとんどは、陰性が過ぎるタイプの病気である。これに対しては陽性を与え、塩気をきかす、当時の処方をみると、ゴマ6、塩4、というようなゴマ塩を与えている。ゴボウは大変陽性な野菜だが、それをキンピラにして、さらに煮つめて陽性にする。病弱な人に対して、キンピラゴボウとか、鉄火味噌とか、塩のきいたゴマ塩とかの食箋を与える。すると食箋をもらった人は、そのような食事を一か月も続けると必ず体が変わってくる。

同じ結核という病気にかかり、桜沢如一氏は石塚式の食養生で健康を回復し、その石塚左玄氏の食養法を桜沢氏はマクロビオティックという形に発展させ世界中に広めて活躍し74歳まで生きた。

宮沢賢治は結核を治すため、東洋医学にも関心を示し、それを実践したが、科学者であった賢治は自分の病気を西洋医学にゆだねたものの38歳で亡くなってしまった。

桜沢と同じく西洋医学で結核から回復する道筋が見えず玄米菜食を含めた自然療法に活路を見出し、健康を回復した東城百合子さんは、桜沢と同じくその経験を多くの人に伝えたいと『あなたと健康』という雑誌を創刊し、回復をゆだねた様々な療法を『自然療法』という本にまとめている。

栄養士　東城百合子さんの結核闘病記

　　終戦のあのはげしい混乱がまださめやらぬ昭和23年12月に、私は重い結核で枕の上らない重病人になってしまい

ました。当時はまだ結核は亡国病といわれ、今のがんの如く恐れられていた時代でした。ストマイも出はじめた頃で高価で手に入りにくい中を、無理しながら化学療法を続けました。

　生命はとりとめたものの、しかし一進一退、遅々として効果はなく、遂に薬品の副作用で苦しみつつ悪化していきました。

　そんな時「結核菌は酸性の血液の中で喜んで育つが、アルカリ性の血液では死んでしまうんだ。栄養をとるなんていって動物性の食品ばかりとっていては、血はよごれて結核菌は喜んで巣喰う。まず頭をきりかえてアルカリ性の血をつくる食物をとれ」と兄の友人に教えられ、私はそうだ、これこそ真理だと思って玄米菜食の自然の食物に大転換しました。

　そして生命力の旺盛な野草のエネルギーを感謝しつついただき、自然のなるべく古い味噌・しょうゆ・たくあんや梅干・そして海草・小豆・大豆・ごま・稗・鯉・小魚等ごく自然な食物によって驚く程の回復をしました。

　外からは家庭でできる自然の手当法を実行しつつ、私は医者もさじをなげた結核から立ち上らせていただきました。本当に自然が与え育ててくれた生命力の偉大さに感激し涙がとめどなく流れるのを禁じ得ませんでした。（中略）

　天が助けささえ私を養って下さっているその実感が、自然の食物を通して私に語りかけてくれました。そして私は結核から立ち直る事ができました。ですから、この感謝をしないではいられない。あの時なかった命を、自然食と天

のいぶきで救い出されて今、私は生かされていると思うと、死の床から立ちあがった感激がよみがえってきて、私はじっとしていられない思いで、健康づくりのためにかりたてられるのです。病に苦しむ方、健康づくりにとまどう方のお手伝をしつつ夢中で過すうちに、いつの間にかこれが私の仕事になってしまいました。

　私は栄養学を学び栄養士という国からの免許もいただいていますが、結核になってその栄養学を忠実に実践しても自分の病を癒す事はできませんでした。

　そして逆に栄養があるという肉や卵・バター・チーズ・果物をやめ、玄米と野菜を中心のごく単純な食事によって死にかけた結核から救われました。栄養があるというものは一切やめて、動物性といえば小魚と川魚、鯉位のもので、肉の代りにごまや豆類をたべてどうにもならなかった病気から立ち上る事ができました。

東城さんの結核闘病記を読んでみて同じような食事で治した桜沢如一の姿がダブって見えてくる。そして同じように、不治の病から立ち直った喜びを多くの人に伝えたいという気持も共通なのである。

◇新谷流の『病気にならない生き方』では、水分摂取が問題？

　新谷先生の『病気にならない生き方』『病気にならない生き方2』は平成19年2月20日のトーハンの集計ではベストセラーのそれぞれ1位と6位を占めている。『病気にならない生き方』は100万部を超え2冊目も20万部を突破している。医者が書いた本が読者の間にこれほどまで受入れられるのは珍しいと思

う。それだけ新谷先生の内視鏡により35万人以上の胃相、腸相を見てきたことに基づく話には説得力があるのであろう。

しかし水分摂取以外の考え方については納得できるが、水分摂取を控える考えの人たち石原結實先生、マクロビオティックの桜沢の考え方、五木寛之氏の体験的に、「生水をたくさん飲むと、具合が悪くなってくる」などを見ると新谷先生の説でもマクロビオティックで言う陰性体質の人たちには合わないのでないかと思う。

久司道夫氏はどう考えているのだろう

> 水分も中庸が大切で、"多からず少なからず"がいいのです。のどが渇いているときは大いに飲んで結構です。でも、あまり乾いていないときには水分をそんなに取る必要はありません。
>
> 最近、1日に水分をグラス8杯以上も取るようにとすすめる理論があるようです。でも、これはちょっと考えものです。
>
> 真夏の暑い時期であれば、水分が足りなければ熱中症になってしまいますから、水分補給を心がけなければいけませんが、冬の寒いときに体も動かしていないのに大量の水分を飲む必要はありません。
>
> 日によって気温が違えば湿度も違います。また、1日の活動の量や内容も違います。そうなれば、必要な水分の量も毎日違ってくるのが当たり前です。
>
> 水分を取りすぎると血液が薄くなってしまいますし、内臓にも負担をかけます。心臓や腎臓がオーバーワークになってしまいます。飲みたくもないのに水分を取ってしま

うのは不自然で、健康にもよくありません。
と言っている。

　新谷先生の食事療法は玄米食をする考え方としては、先に表に書いて桜沢式と比較した二木式に水分摂取、野菜摂取については似ている。これは桜沢と食養会で活躍した河内省一医師が二木式で陥りやすい失敗例として水分取りすぎを述べている。

　以上マクロビオティックで摂らない牛乳の問題点を述べてきた。それに関連して牛乳肯定派の２人の有名な長寿で活躍してきた日野原先生、三浦敬三さんの食生活について触れ、内視鏡のそして大腸がんの世界的権威　新谷先生の食事法もマクロビオティックの陰陽から検討し水分摂取についても考えてみた。

◇マクロビオティックでよく使う大豆、ひじきに関連して

　マクロビオティックで、よく摂ることがある二つの食材、大豆とひじきに関連して注意する点があるようなので触れておこう。ただ、大豆については、大豆料理についてではなく、大豆に含まれるイソフラボンを、サプリメントとしてカプセルでとる場合なので、サプリメントなどの不自然に感じるものはとらないマクロビオティックの人にはあまり関係はないような気がする。

　平成18年５月９日の東京新聞では『「イソフラボン」摂取１日30mgが上限〔食事以外で調査会〕』との見出しが出ていました。食事以外、毎日カプセルなどで継続的に摂取する場合の評価であり、日常で大豆食品を食べることには問題ないとのことであるが。

　"骨粗しょう症などの予防効果があるとして人気の「大豆イ

ソフラボン」を食事以外の特定保健用食品として摂取する場合、1日当たりの上限は 30mg とする案を、食品安全委員会の専門調査会が、決定し、食品安全委員会に報告し、了承されれば厚生労働省に答申される"とのことである。

　"イソフラボンは、骨粗しょう症などの予防効果が期待される一方、過剰摂取が発がんの危険性を高める可能性もあるとされる。

　食事に上乗せして、特定保健用食品として摂取する場合の上限を 30mg とし、妊婦や乳幼児などについては「上乗せ摂取は推奨できない」とした。"

その後、NHK の『ためしてガッテン』の番組で、イソフラボン及びひじきに含まれるヒ素についてふれている。

イソフラボンについては、上記の東京新聞の説明より詳しく述べられている。

特定保健用食品（トクホ）やサプリメントで過剰に摂取した場合には、安全性に疑問があるが、伝統的な大豆食品で摂る場合には、乳がんの発がんをおさえ、骨粗しょう症を予防する効果があるという。やはりトクホやサプリメントで摂るのは基本的に違和感があるのは、このようなことがあると余計に感じられます。伝統的な食品は長い間に安全性が分かっているのに対して、トクホ、サプリメントは工場で作られる薬品に近いものという感覚があるんですね。

◇マクロビオティックの定番メニュー「ひじき蓮根」の作り方に注意が必要か？

次にひじきについて、これはトクホ、サプリメントは出てき

ません。ひじきそのものについてです。

マクロビオティックでは、カルシウムなどミネラル豊富なひじきも定番的な副食"ひじきレンコン"などとして数多く使う。このひじきも毒になる砒素が含まれているので使うときによく洗い流して使うようにとのことである。

「ひじきに含まれるヒ素について」

一昨年、イギリスの食品規格庁が、「ひじきに発がん性物質であるヒ素が含まれており食べないほうがよい」と発表しました。これを受けて厚生労働省は、「日本人の通常の食生活であれば問題ない。バランスのよい食生活を心がけてほしい」とコメントしました。

今回の実験では、水戻しによって大部分のヒ素が流出することが分かりました。

「●20℃の水で30分戻し：

　　ヒ素66％減少　カルシウム5％減少　鉄6％減少

●80℃の湯で30分戻し：

　　ヒ素97％減少　カルシウム12％減少　鉄12％減少

カルシウムと鉄という主要なミネラルはそれほど減少していないため、お湯戻しは効果的といえます。80度の場合は、5分でもヒ素が93％、10分で96％減少したため、短時間でも効果があります。」とのことである。

マクロビオティックをしている人の中には、ひじきの戻し水にはミネラルが溶け込んでいるからということで捨てないで、その戻し水でひじきを煮たりすることがあるかもしれないが、戻し水は潔く捨てたほうがよいのだろう。

マクロビオティックでは、「飲めば健康になる」と常識的に

言われている牛乳を摂らないし、「脳のエネルギーになる」と宣伝されたりしている砂糖もとらない。ビタミンの宝庫と言われる果物摂取も控えめの傾向がある。特に重い病気の人は良くなるまで特に控えたほうが良いとする。しっかりした血液を造るために。

　マクロビオティックの注意点については、後でまた章を改めてからにしよう。話は再び久司道夫氏が、どのようにアメリカでマクロビオティックを広めていったのかを見てみよう。

第10章　量子論と自然治癒

◇久司の指導によって前立せんガンを克服したお医者さん

　久司道夫が活動の拠点としているのは、ボストンの中心地から地下鉄で15分程のブルックラインヒルズという高級住宅地の通称"久司ハウス"と、ボストンから西へ車で約2時間半の高級別荘地にある"久司学院"である。

　ジョン・レノン、ジョン・デンバーが、ボストンの久司ハウスを訪れた模様は先に述べたが、『がん－ある完全治癒の記録』を書くことによって全米にセンセーションを巻き起こしたアンソニー・J・サティラロ博士も、自分の信じていた西洋医学に行き詰まったとき、偶然車に乗せたヒッチハイカーの人から聞いたマクロビオティックの話に導かれて、わらにもすがる気持ちで、久司ハウスを訪ねている。

◇サティラロ博士『がん－ある「完全治癒」の記録』

　当時、ニューヨーク・タイムスに、その奇跡の癌からの快復劇が報じられたサティラロ博士。マクロビオティックとの関わり合いは、ヒッチハイカーとのある偶然な出会いから始まった。

　いったいどのように奇跡の快復劇は行われ、どのようにマクロビオティックが関わり、久司とのつながりができたのだろうか。

　麻酔医として現代医学の最先端を突っ走っていた彼の発病から快復への経過を見ながらその辺を探っていこう。

◇ サティラロ博士プロフィール

"アンソニー・J・サティラロは、ラトガーズ大学卒業後ハヌマン医学校に学び、卒業してハートフォード病院で医師としての訓練を積み麻酔学を学んだ。また、ハーバード大学のビジネススクールと公衆衛生制度管理講座も修了、フィラデルフィア・メソジスト病院では長年麻酔科部長をつとめ、後に院長としても活躍した。"

◇ 末期がんの宣告

1978年の6月、サティラロは同僚の担当医から前立腺がんの宣告を受けた。がんは第4期で、頭蓋骨・右肩甲骨・胸骨・左第6肋骨・脊柱骨を含む体内各部位に転移していた。(中略)

がんはすでに末期の段階に入っていた。腫瘍が全身的なひろがりを見せていたばかりか、診断がつくかなり以前からがんがあった徴候だろう、ほぼ2年にわたる強度の背部痛に悩まされていた。医師団は余命が18カ月から3年のあいだであるという所見を出していた。

ちょうどそのころ、父親もがんで死んだ。父の葬儀の帰り道、がんの治療に効果があるという、奇妙な考えかたに基づいた食事療法の普及活動をしている人たちに出会うことになった。

二人のマクロビオティックを学んだ若いヒッチハイカーを車に乗せたのである。

大学を出たてのようにみえたその青年たちは、ボストンにある自然食料理学校を卒業したばかりだということだっ

た。(久司の活躍しているボストンであるから、もちろんマクロビオティックの料理学校だったのであろう。筆者)

　ひどくなる一方の背部痛に耐えながら運転していたサティラロは、儀礼的な会話のやりとりがあったあと、自分ががんで末期にあること、同じ病気で死んだ父の埋葬を終えてきたばかりであることを助手席の青年に打ち明けた。

　サティラロより25歳も年若いその料理人は、「死ぬことはない。食生活を中心に、生き方を変えればきっと治せる」と断言したのです。

　最初、冗談じゃないと聞き流した。しかし、何かひっかかるものがあったのですね。それから1カ月もたたないうちに、サティラロは、あるコンミューンで玄米・野菜・海草などを食べ、疑いの念にさいなまれながらも、死にもの狂いで病気を治そうと努力していました。

　いわゆる溺れる者は藁をもつかむという心境だったのでしょう。なにしろ現代医学にはもう治す方法がないと言われ、あとは死を待つだけの状況だったのですから。

◇現代医学の限界

　その食事療法をはじめてみたら約3週間後、背部痛は完全に治った。2年以上も苦しんできた痛みが、わずか3週間で消えてしまったので、即座に鎮痛剤の服用を中止した。

　しかし、食事療法と軽い運動、それに仕事に打ちこむことで、あのおそろしく貪欲ながんを克服するなどということが、実際にありうるのだろうか？という気持ちを持ちながら食事療法を続けた。そして望んだ骨スキャンの検査結

果は。

◇16カ月でがんが消えた

　1979年9月27日、骨スキャンの結果は、がんが消えていることを証明した。担当医は衝撃を受けたようだった。病気の進行を抑えつけたばかりか、がんの病巣に広汎に冒されていた骨組織も完全に癒えていた。ふつうではありえないことだった。骨の回復には長い時間がかかるのが普通である。食事療法を12カ月つづけてきたとはいえ、進行がんが発見されてからまだ16カ月しか経ていない。奇蹟的な早期回復だった。

◇ガン・完全治癒

　1981年8月6日と1982年12月にそれぞれ骨スキャン検査を受けたが、二度ともがんの徴候はどこにも見られなかった。血液および肝機能検査でも、その診断は裏づけられた。担当医は「完全治癒」の状態にあるという診断をくだした。

◇大きな意味を持った久司邸訪問

治療の過程で、サティラロ博士の食事療法を続けていこうという気持ちに弾みをつかせたのは、久司邸を訪問して直接久司からアドバイスを受けたことであった。

◇ミチオ・クシに会って診察を受けた

　久司は、からだの各所を押圧したが、そこは異常に敏感

になっているように思われた。診察が終わると、「そんなに悪くありませんよ」笑顔で、自信ありげにうなずきながら、「すべて順調です。標準食でいいでしょう。ただし、魚は駄目。粉製品も一切駄目。果物、油、全部駄目です。皮膚をいためる化学繊維の衣類もいけません。全部木綿にしてください、いいですね。そうすれば、多分6ヵ月で、全快しますよ。本当です。症状はさほど深刻なものじゃありません。判りますね？」そう言って暖かい笑顔をみせた。

◇マクロビオティックはあらゆる手を尽くしても治らない人たちの最後の拠りどころ

「この型の癌が治った例をご存知ですか？」とサティラロが訊いたところ、

「はい。たくさんの癌患者がマクロビオティックで元気になっています」。「癌ばかりではなく、ほかのいろいろな病気でも同じです。あなたと同じょうに、あらゆる手を尽くしても治らないので私のところにくるという人はたくさんいます。マクロビオティックは、そういう人たちの最後の拠りどころです。何千人もの人が、マクロビオティック的な生きかたをすることによって、以前よりも幸福で健康な生活を送っています。マクロビオティックは合州国、カナダ、メキシコ、南アメリカ、ヨーロッパ、日本などにひろがっています。いまではインドやオーストラリアにもマクロビオティックの生活をする人が増えているのです」。

もし彼（ミチオ・クシ）が本物ではないことが判明したら、

その食事療法を中断するつもりだったと考えていたサティラロ博士も、久司邸を訪問し直接久司に会って食事療法を続けてみようと思った。そしてそれが16カ月でがんが消えることにつながった。

　ここまでが『がん—ある「完全治癒」の記録』に書かれていることであり、サティラロ博士について述べる本も、その後のサティラロ博士のことにはふれずここまでである。

◇もう1冊サティラロ博士は本を書いていた。興味深深の内容である。

　奇跡的な完全治癒の診断を受けた後、食事療法を導いている東洋的自然観と、西洋的自然観を自分の頭の中でどのように融和させたら良いのか、模索が始まったのです。

　サティラロ著『がんにならないからだと心の栄養学』という本には、東洋的自然観と、西洋的自然観を考えるために量子力学の最先端の研究まで図書館で調べた有様が描かれています。そしてこの量子力学を研究してみると平和を願ったジョン・レノンの『イマジン』や『ハッピークリスマス』の歌に繋がっていくのです。

◇食事療法を導いている東洋的自然観と、自分の学んできた医学の西洋的自然観をどのように融和させるか

　　サティラロは図書館にこもって自分の心身に起こった一連のできごとを科学的に解明しようとする試みをはじめていた。

　　ほどなく、食事と病気の関連性を証明するおびただしい

科学的事実がすでに存在していることがわかった。完全穀物食や野菜食を知ったのは、どう見ても科学的には説明のつかない治療法をやみくもに信じることによってだった。しかし、今度はその宗教的な考え方による食事療法がなぜ効果的なのかを、すべてではないにしろ、科学的に裏づけられることがわかってきたのである。

◇合理主義の世界から、神秘的とさえいえる世界に

合理主義的、あるいは自然主義的なものの見方の基盤は、自然界がある秩序にしたがって体系的に動いていると考えた十七世紀啓蒙派の思想家、ルネ・デカルトによって築かれた。事実、デカルトのいうように、この宇宙は巨大な機械のように運行している。一個の時計と同様、宇宙の基盤をなすそれぞれの部分（部品）も、機械的な営みをしていて予測が可能である。

デカルトの宇宙観は機械論的な宇宙観だったのである。彼は物質と精神、観察する者と観察される物を峻別した。動いている機械を見るのとまったく同じように、人は自然界の事象を、それに何の影響も与えずに、また、それから何の影響を受けることもなく、見ることができると考えた。サティラロ博士は、合理的思考や科学の優越性を信じてすごしてきた。そのような世界観にはじめて限界を感じたのは、自分の死に直面し、同時に、合理的思考とはまったくなじめないものの見方を強いられたときのことだった。ところが皮肉なことに、量子力学と呼ばれている物理学の最先端の分野で働いている科学者たちは、すでにこの現実世界が実際にすべて有機的

に結びついていて、しかも、物質とエネルギーは同じ事象におけるふたつの異なったあらわれであることを立証していた。現代の最も進んだ科学によるその発見は、宗教にとっても重要な関連をもつ発見だったのである。

◇量子力学の世界の研究が東洋的自然観と結びついてくる

そして、この量子力学の世界の研究が東洋的自然観と結びついてくる。東洋人は現実をすべての要素がひとつに結ばれ相互に依存し合っている、ひとつの全体像として見る。その全体像の各部分の、どれが欠けても全体にはならない。したがって、全体像の統一性つまり統一的に見る現実観を裏切らないかぎり、各要素が分離または孤立することはありえない。それは、宇宙に生起するあらゆる事象が、どんなに離れてみえるものでも他の事象と関連し、依存し合っているとする、本質的に全体論的・一元論的な考え方なのである。当然、観察する者と観察されるものもその時点においてひとつであり、両者は互いに影響を及ぼし合っている。両者はともに、より大きな全体像、あるいは宇宙と呼ばれる単一の事象の一部分だからである。

自分のがんが、食事療法で治ったという過程を考えサティラロ博士はこう考えた。

◇自分も回復に寄与できる

医者にわかるのは、統計的に見た擬似的な未来予測像だけなのだ。統計的に見れば、私ががんから生還する可能性はほとんどゼロに等しかった。がん宣告から４年以上も生

きようなどとは、想像すらできないことだった。統計的な見通しだけを認めていれば、私は確実に生きる望みを捨てていたに違いない。しかし、人間はそれぞれこの宇宙において唯一無二の存在であり、その身に何が起こるかは誰にも予測できない。科学では、私はニュージャージー・ターンパイクでふたりのヒッチハイカーを拾うこと、玄米菜食をはじめること、つねに祈るようになること、そして驚くほどの健康を回復することは、決して予測できなかった。

1979年9月、私は骨スキャン検査を予定していた。検査の直前、担当医は私に、病状は14カ月前とさして変化していないだろうと言った。病状の進行は抑えたが、がん巣はいぜんとして全身にひろがっているだろうと推測していたのである。あまり期待しないように、骨の治癒には時間がかかるものだ、と慰めてくれた。

検査の結果、私のからだから、がんが完全に消えていることが判明した。どこを探しても病巣は見つからず、骨も完治していた。

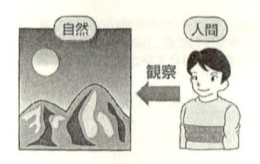

近代的な自然観	量子論の自然観
自然 ← 観察 人間	自然と人間のセット（電子 ← 観察 人間）
自然に影響を与えることなく観察することができる。	人間が観察することで自然の状態が決まる。
➡ 自然と人間とを分けて考える二元論的立場。	➡ 自然と人間とをセットで考える一元論的立場。
（デカルト的機械観）	（東洋的自然観につながる）

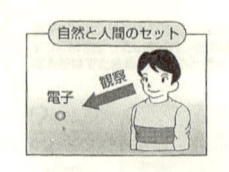

佐藤勝彦監修『図解相対性理論と量子論』より転載、但し（ ）は筆者

さすがの私も、そのような結果までは予測していなかった。多くの要因がきわめてうまく働いて、この異常とはいえないまでも稀有な

現象をもたらしたのである。食事療法と運動療法を実行することによって、自分自身もこの回復に寄与したのだという、確かな実感があった。それが免疫系を賦活させ、病気と闘う力を支えたのだ。しかし、それらの要因がひとつにまとまってうまく働いた仕組みについては、奇蹟というほかはなかった。

　私ははじめて、合理的思考が唯一の現実観であり真理の探究法であるという信条に疑念をさしはさむようになった。合理的思考は、確かに正しいが、それと正反対の、相補的な現実観もまた等しく正しいのではないか、という思いが生まれたのである。
サティラロは、量子物理学者のフリッチョフ・カプラの言葉を紹介している
　「新しく生まれた世界観は、全体論的世界観と呼んでも、有機的、あるいは生態学的世界観と呼んでもかまわない。生態学的と呼べるのは、あらゆる現象が基本的に相互依存関係にあるという認識がみられるからである。……ニールス・ボーアが主張しているように、それらの学説の重要性は、物質宇宙のどの部分も誤りなく他から分離独立させることはできないというところにある。……新しく生まれた現実観は、本質的に宗教的なものの見方である。……私に見えてきた人間の宗教性とは、個が全体としての宇宙につながっていることを自覚する意識のあり方のことだ。その意識のあり方は、合理的なそれよりはるかに大きい、直観的なものである。それは瞑想的な経験のさなかによく起こ

るが、それ以外のさまざまな場でも起こることがある。」このような現実観は、人間の行動にはかり知れない影響を与える。人間はその思考と偏見によって世界を認識し、心の中に世界像をつくりあげる。それらの認識にもとづいて行動することによって、ひとつながりの海にたえずさざ波を起こす。肯定的な思考や行動は世界を肯定的な場に変え、否定的な思考は否定的な世界をつくり出す。私たちひとりひとりが自分のイメージで世界をつくり直しているのだ。個人として、また、集団的な社会として、私たちが世界をどう見るかによって、世界の状態が変わるのである。このことは、いうまでもなく、健康について考えるときも非常に重要だ。

ジョン・レノンも、この世の中は、人がイメージする方向に進んでいくという考えを持っていたようである。スター・ウォーズのような宇宙戦争のイメージは人々の中に他者への猜疑心をわきおこさせるものであって、平和への願いとは反対の方向に向かわせるものだと考えていたのではないか。それが、世界平和の願い「イマジン」を作らせ、毎年クリスマスの季節に歌われる"戦争は終わる！あなたがそう望みさえすれば"と歌われる「ハッピークリスマス」。そして、1969年11月15日50万人の人が、ベトナム戦争に反対してニクソン大統領のいるホワイトハウス前で歌われた「ギブ・ピース・ア・チャンス」。これらのジョンの歌は、未来は、私たちが、平和な、良い世界を望めば、その想像力によって、世界は、良い方向に進んでいくのだというジョンの思いを込めて歌われている。

そして、2006年のトリノで行われた冬季五輪開会式で、オノ・ヨーコさんが、世界の人々に「イマジン　ピース（平和を想像してみよう）」と語り始め、「10億の人が平和を考えるだけで、何が起きるかを考えて。私たちは世界を変える力を持っている」。「平和でありたいと考えればその意思は世界中に広がる。夫のレノンが『みなが平和に暮らす日を想像してみて』と歌ったように」と言っていた言葉も同じことを訴えているのであろう。

◇東日本の復興を祈る
　ここで2011年3月11日の東日本大震災について考えてみた。三陸を中心に東日本は大地震、大津波、原発の暴走にみまわれてしまった。一刻も早く被災された皆様の平穏な日が来るのを祈っております。その祈ることにより一刻も早く平穏な日が来ることを信じるからです。

　そして福島原発事故についても、原発の一刻も早い収束を祈っています。しかしこの福島原発の事故については、3か月たった今も収束の見込みが見えてきません。

　何故だろうと考えてみました。巻頭の緊急テーマで述べた中に「原爆と原発と同じ」とPKO法「雑則」を広める会の皆さんは言っていらっしゃいました。

　巨大なエネルギー、制御できないほどのエネルギーをもたらす神の領域に踏み込んでしまった原子力発電所という巨大施設、もろくも崩れ去り、収束を願ってもなかなか進展がないのは、神の領域の巨大エネルギーの世界に人間が踏み込んでしまったからであると思えてなりません。神の領域をおかすその

ような巨大な原発からは、撤退し、全て廃炉にして新しいエネルギーでやり直したほうがよいと思います。

原発は廃止してもやっていけると日本人全員で強く念ずることにより、祈ることにより必ずや良い展望が開けていくと思います。

最後に量子論について宇宙物理学者の佐藤勝彦氏と僧侶で作家の玄侑宗久さんの話

◇新しく生まれた世界観

宇宙物理学者の佐藤勝彦氏は、その著書の中でアインシュタインが受賞した翌年にノーベル物理学賞を受賞し、アインシュタインと物理学上の問題について議論を戦わせたニールス・ボーアについて次のように述べている

"量子論が示す物質観・自然観の特徴を、ボーアは相補性という言葉で説明しました。

古典物理学では1か所に存在する「粒」とさまざまな場所に広がっている「波」とは矛盾する概念であると考えます。しかし量子論はこの2つの概念を同じ電子の中に見いだします。ただし電子が粒と波の性格を同時に表すことはありません。私たちが見ていない時は波のようにふるまい、私たちが見た途端に粒として発見されるのです。

このように相いれないはずの2つの事物が互いに補い合って1つの事物や世界を形成しているという考え方を相補性と言います。観測する前の電子が「A点にいる状態とB点にいる状態が重なっている」のも相補性であり、

また不確定性原理が説く「速度を決めると運動量が決まらず、運動量を決めると速度が決まらない」のも相補性です。

ボーアは相補性を表すシンボルとして古代中国の「陰陽思想」を象徴する太極図を好んで用いました。陰と陽という対立する「気」が絡み合い、相互作用を行なうことですべての自然現象や人間活動が決まるとする陰陽思想は、量子論の描く世界像と一致します。

僧侶で作家の玄侑宗久さんは『絶対的なモノサシはない』というテーマの文章の中で

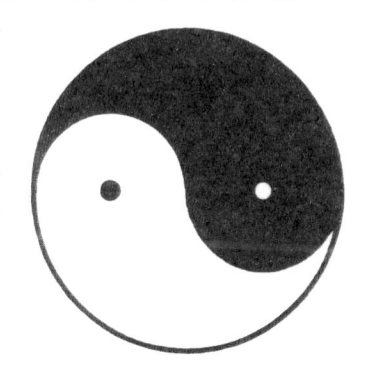

"ボーアは老子や仏陀が好きだったらしく、また不確定性原理を提出したハイゼンベルグも晩年は真言密教を実践したらしい。中間子理論で日本人初のノーベル賞を受賞した湯川秀樹博士も、その発想は老荘思想から得たと語っている。"

と言っています。(ノーベル物理学賞受賞年:ボーア 1922 年、ハイゼンベルグ 1932 年、湯川秀樹 1949 年)

量子論はこのように中国思想などの東洋思想に相通じる部分を持っています。東洋思想の柱に「一元論」があり、これは近代科学の根底にある「二元論」と対立する概念です。

物と心、自然と人間などを分けて取り扱うのが二元論で

あり、これらを不可分なものとみなすのが一元論です。客観的事実の存在を否定した量子論は、自然と観測者を分けて考える二元論的な世界観を退け、観測対象である自然と観測する私たちとを１つのセットで考える一元論的な自然観を示すのです。"

佐藤勝彦さんは、量子論の不思議な世界について次のようにわかりやすく説明している。

　なぜならミクロの物質を覗き見した途端に、波としてのミクロの物質はあっという間に消えてしまい、代わりに小さな粒としてのミクロの物質が現れるからです。つまりミクロの物質は、誰にも見られていない時は波になっていますが、誰かに見られると急に粒に変身してしまうのです。

　目をそらしている間、ミクロの物質は波になっていて、振り向いた途端、波から粒に変身する！これはまるで「ダルマさんが転んだ」の遊びのようです。奇妙というより、ある意味で不気味かもしれませんが、これが量子論によって明らかになったミクロの物質の姿なのです。

◇2010年新書大賞受賞の『宇宙は何でできている』読みましたか。

筆者が購入した時点で20万部以上売れていると帯封に記載のあった村山斎著『宇宙は何でできている』の帯封にはウロボロスの蛇の図が掲載されている。

この蛇は自分の尾っぽを嚙もうとしています。頭が宇宙という巨大な世界、尾っぽは、極小の素粒子の世界をあらわし、この極小の素粒子の世界を研究する量子論を研究すればするほど

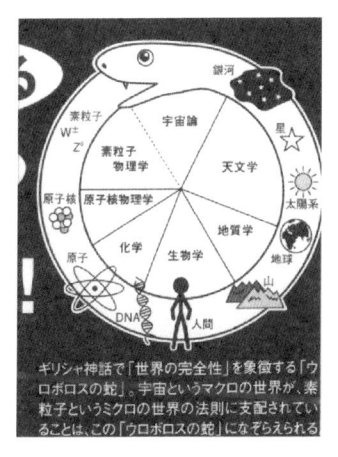

宇宙のことが分かるようになるといいます。

"ミクロの世界の様子を解き明かした量子論はミクロの対極である広大な宇宙の謎にも答えを出そうとしています。その謎とは「宇宙はどのように生まれ、成長してきたのか」というものです。

宇宙は今から約137億年前にミクロのサイズで生まれ、ビッグバンという大爆発を起こして膨張を続けて、現在の広大な宇宙になったと考えるのがビッグバン理論です。すべての銀河が地球から遠ざかっているという宇宙膨張の証拠が観測され、かつて宇宙が熱かった頃の名残の電波が発見されることで、ビッグバン理論はほとんどの科学者に信じられるようになりました。この結果、初期の宇宙つまりミクロの宇宙の様子を考えるためには量子論や素粒子論を用いる必要があることがわかってきたのです。

量子論に基づいて宇宙の始まりを考えるこうした理論は量子宇宙論と呼ばれています。今後も宇宙の歴史を探る上で、量子宇宙論が大きな役割をはたしていくことは間違いありません。

今まで記述してきたサティラロ博士の話は、むずかしい量子力学の分野まで話が広がり、さらに話は、中国の老子にも及んでいく。

"『道徳経』で、老子は〈一〉が生命と智恵を与えるものであると説いている。その昔の〈一〉の原理を得たものの中で天は〈一〉を得たために清らかで軽く地は〈一〉を得たために重くおちつき神々は〈一〉を得たために霊妙であり谷は〈一〉を得たために満ち溢れる。生きものは〈一〉を得たために生みふやす。諸侯や王は〈一〉を得たために天下を治めるそれらをこのようにさせたのはすべて〈一〉である……。まことに〈一〉はそれらの総和より大きい。いうまでもなく、この老子の言葉は「はじめに神は天と地とを創造された」ではじまる「創世記」を思わせるものだが、最後の一行には「創世記」をしのぐものがある。神は生命の創造主であるばかりか、すべての創造物の総和より大きな存在である。神の意識はみずからが創ったものを超えて大きくひろがっているのだ。

全体は部分の総和より大きいという真理は、量子力学の世界においても、私たちの日常経験においても正しい。このこともまた全体とは個々の部分の営為の和であるという、現代医学を含む諸科学の前提となっているデカルトやニュートンの思想をくつがえすものだ。量子論が宗教的現実観、とくに意識の進化について理解するための、もうひとつの鍵を握っている。その鍵とは〈逆説〉という考え方である。量子力学が解明したのは、すべてのものが相補的かつ対立的なふたつの側面からできているということだった。粒子と波動、秩序と偶然というように。古典時代の宗教思想にも、存在のある状態が反対の状態に変化するとい

う、同じ見解をとるものが多い。中国ではその相補的かつ対立的な関係を〈陰陽〉と呼んだ。ヘラクレイトスをはじめとするギリシャの思想家はそれを、存在の逆説的な状態として認識していた。ギリシャ人も中国人もともに、万物は衝突し、かつ調和する、ふたつの対立的な力の相互作用から生じるということを知っていたのである。たとえば、一日は昼と夜、あるいは光と影からなり、温度は熱気と冷気で変わり、成長と衰弱は拡大と縮小という過程によって生じ、新しい生命が生まれるためには男と女が必要である。要するに、万物が存在しうるのはその相補的対立物があるからこそなのだが、それらは質が異なるので、最初は当然敵対物のように見える。だが、私たちがその敵対物の力によって変わったとき、それは相補物となって私たちを豊かにし、いままでの存在より高次の存在になることを容易にしてくれる。ヘラクレイトスはこう書き残している。「対立するものが調和をもたらす。不調和から最高の調和が生まれる。……病気があるから健康がありがたく、悪があるから善がありがたい。飢えがあるから食物がありがたく、疲労があるから休息がありがたい」。"

サティラロ博士は、どうやら以上のように、自分なりに食事療法を導いている東洋的自然観と、西洋的自然観を自分の頭の中で融和させたようである。難解でわかりにくい点もあるが、博士の理解しようとした熱意は伝わってくる。博士の著書(『がん—ある「完全治癒」の記録』、『がんにならない、からだと心の栄養学』)から転載した。

◇サティラロ博士の食事の母国　日本訪問

　翻訳者の上野圭一さんは、『がん―ある「完全治癒」の記録』訳者あとがきで、1983年秋（ガンの宣告を受けた1978年からでは5年目になる）に日本を訪問した博士の印象を次のように伝えている。

　　"大病院を一手に切り回している著者サティラロ博士は、多忙な仕事をやりくりして二週間の休暇をとり、彼にとっては日々の食事の母国である日本への旅に費やした。その短かい旅のあいだに、博士はまさに超人的な行動力で、見るべきものを見、会うべき人に会い、体験すべきことを体験してハードなスケジュールを残らず消化し、風のごとくに立ち去った。"
（写真は『森下自然医学』誌より転載）

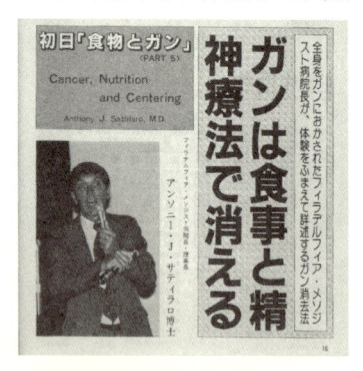

　　"自然医学会の森下敬一博士、松井病院食養内科の日野厚博士、ホリスティック・メディカル・クリニックの天林常雄博士、健康クラブの黒瀬敬輔博士などと専門的な意見を交換し、東京の経団連ホール、日本CI協会ホール、福岡の大手門会館などで講演した博士は、「日本人の皆様が、父祖の健康を支えた理想的な食生活の伝統を継承してきてくださったおかげで、その知識が私にも伝わり、おかげで私は命を救われたのです。皆様、ありがとう」。それは確かに感動的な言葉ではあった。しかし、同時にそれは、人間の歴史が演じる、痛

烈なアイロニーに満ちた悲喜劇のひと幕でもあった。事実、博士は福岡に向かう飛行機の中で私に、日本人が、とくに若者たちがアメリカ的な生活様式を無批判に模倣し、ハンバーガーやフライドチキンのショップに集う姿を目撃したときの落胆を語っていた。

　食生活ばかりではない。本書が提唱している導引にしろ瞑想にしろ、実践的なものはほとんどが東洋の産物である。ここでもまた、東洋の文化的遺産を実践的に継承しようとする西洋人から私たちが学ぶという、何とも皮肉なシーンが展開されているのだ。・・・"

◇奇跡的回復したのに、何故再び元の食事に戻って再発してしまうの？

『がん―ある「完全治癒」の記録』の翻訳者上野圭一さんのサティラロ博士の日本滞在記の中に『痛烈なアイロニーに満ちた悲喜劇のひと幕でもあった。』という言葉があった。

日本滞在後の、サティラロ博士の人生もまたその言葉を使わなければならない。
実は、サティラロ博士は、その後亡くなっている。

何故？

再び元の食事に戻って再発したという、久司夫人アベリーヌ先生の話であった。「もう一度、やらせて下さい。」と久司ハウスを訪ねたが、手遅れだったという。

平成10年7月26日、東京で行われた講演会で、久司は、このことについて述べている。

サティラロ博士が、再びがんになってしまったということでやってきたので、聞いてみるとステーキ、ハンバーガー、アイスクリームも食べていたという。
博士の考えには、がんになったら、またマクロビオティックをやって治せばよいという気持ちがあったようだ、食べ物を治療法と考えていたのが間違いで、人間として食べ物は、かくあるべしだという気持ちが、サティラロ博士には欠けていた、と久司は指摘している。

やがて、博士の症状も、スキャンをしてもきれいな状態になるまでに持ち直した。
がんはきれいになったが、久司学園には少なくとも、あと3ヶ月、留まるように指示したが、自分で飛行機を予約して帰ってしまったという。
フロリダの事業に投資していて、その関係での用事もあったらしい。帰ってからはカリビアンクルーズにも参加したりしたらしいが、やはり具合が悪くなり、病院と自宅の間を行ったり来たりした挙句、亡くなったという。
大著『The マクロビオティック』（久司道夫著）によると、"サティラロ博士は健康を取戻してから、7年間は、良好な状態を保持したものの、やがて、マクロビオティックから逸脱して、鶏肉・アイスクリームをはじめ、それまでは、めったに口にしなかった他の食品も再び食べ始めたところ、がんが再発し

て、死亡するに至った。とはいえ、彼の症例は、もっとも攻撃的で治癒不能とされる種類の転移したがんでも、食事によって治癒できることを示したもので、それによって、何千人もの人々が啓発され、自然な生活法を始めるきっかけをあたえることとなった。"と記している。

サティラロ博士の場合、すなわち「悟った」ように考えられたし、二冊目の著書『がんにならない、からだと心の栄養学』という本を書くほど、心の中にまで踏み込んで、マクロビオティックを理解されたように見えた。充実した人生を長く歩んでいかれると思われていたのに、事実というものは、分からないものである。

しかし、とにかく、医学的にも完全治癒といわせたマクロビオティックは、十分考慮に値することであることは間違いない。と思って納得するしかない。

さて、久司の経歴、久司と桜沢の出会いを含めて書いてきたが、次は久司の師である桜沢のことについてふれていこう。

◇ "自由人"桜沢如一と食養の出会い

桜沢如一は、明治26年10月18日京都東山祇園の建仁寺の近くで生まれた。明治26年は1893年で、生誕100年は1993年であり、記念祭が行われた。

玄米菜食のマクロビオティックではないが、「一日に玄米4合とみそと少しの・・」と『雨ニモマケズ』の詩の中に書いた

宮沢賢治は、38才でなくなって没後60年が、1993年である。賢治より如一は3才年上ということになる。賢治は、38才でなくなっているが、人々に与えた影響から考えると、短い生涯ながらも、大きな足跡を残している。

さて、如一は、生まれつきたいへん弱く、第1回の誕生日までに、5回も死にかかったと言う。(松本一朗著『食生活の革命児』竹井出版より)。

以下『食生活の革命児』より引用してみると

"あいついで生まれた女の子二人も、生後まもなく死んでいるが、この頃のことを回想して、如一は母親が過労と貧乏から来る栄養不足だったからに違いないと言っている。弟の健次も16才で死んでいる。父孫太郎は警官であったが、浪費癖があったので母世津子は内職に精を出し、その過労も命を縮める原因となった。

ハイカラな一面を持っていた世津子が、同志社を創設した新島襄の門に入り、西洋文明風の思想と生活を取り入れ、内職に追われながらも、如一たちに朝はパンとミルク、昼はオムレツを食べさせた。そのような伝統に反した食生活が、世津子を32才という若さで死に追いやるのだが、如一が、そうと知るのは、後に食養の道に入ってからである。

如一兄弟が母を失って悲嘆に暮れている時、父親が、義母になる人を連れて帰ってきた。やがて、如一は、幸いなことに如一を可愛がってくれる葉茶屋へ引き取られ生活することになった。葉茶は、茶の木の若葉を摘み、蒸してつくった茶のことである。

如一は、丁稚と並んで働いていたが、暇ができた時には

図書館通いも許されていたようで、一時間でも暇ができると、図書館にもよく通った。読書にはげんだ如一は、文学に志すようになり、早稲田の文科へ進むことを夢見ていたが、父は京都市立一商へ入学させた。与謝野晶子に陶酔していた如一の夢は砕かれた。

商業学校での如一の成績は抜群であったばかりでなく、学業以外の博識でも群を抜いていた。そのような如一であったが、父の生活は余裕がなく、如一は教科書も買ってもらえず、人から借りたり、写させてもらったりした。

そういう半ば苦学のような生活が続いて、如一は、18才になった時、母と同じように血を吐き19の年には、とてもだめだという状態になった。腸も結核におかされた。

たまたま図書館で石塚式食養法の本を読む機会があり、それを実行することで、目に見えて健康を回復した。それ以来並みはずれた活動の一生をおくることになるのである。"

ここでは遠回りでも桜沢が、その一生をかけることとなった食養、その食養の開祖　石塚左玄について触れておきたい。

それでは、桜沢を病から救った石塚左玄の食養法とは、どんなものであったのであろうか。

第11章　食養の開祖　石塚左玄

◇食養の開祖、石塚左玄

　1851年福井に生まれた。父は漢方医であった。12歳にして、すでに医師としての腕前を認められていたという。左玄研究の第一人者である沼田　勇博士は幕末の名医といわれる所以であると述べている。しかし、左玄はそれで満足することなく、福井で漢方医学、解剖学などを学び、さらには独学でオランダの原書を読み天文学も学んだ。明治元年18歳の時に福井藩医学校に勤務し、22歳（明治5年）のとき、上京し、東大南校化学局に入りグリヒースについて化学研究に従事する、明治6年には、文部省医務局職員となって、マルチンにつき、植物学、実験化学、薬物学の研究を始め、この年に23歳で新しい時代に即応した本格的な医師および薬剤師の資格を得た。

　次いで陸軍に移り、24歳（明治7年）に陸軍軍医試補となり、明治21年第1回東京医師開業試験委員、29年には陸軍少将、最後には薬剤監の地位に昇り明治29年（1896年）に予備役に入っている。それ以後自ら開発した独自の食養論を基礎とする食生活の指導を行ない、明治42年に59歳で逝去するまでこれを続けた。

　東京の市ヶ谷にあった石塚診療所には、身体の不調を訴えて、左玄から食養指導を求めるものが、門前市をなしたという。

　その診察風景はユニークで、患者の顔かたちを見ただけでその生まれた所や、生まれ月、食べているもの、さらにはその病気まで当ててしまったという。

そして、後に桜沢が、会員になって活躍する「食養会」は、この石塚左玄の食養思想の普及宣伝のために、明治40年左玄を顧問として「化学的食養会」が創立されたのが始まりであった。発起人賛成者には貴、衆両議院議員の他、左玄が、陸軍少将の薬剤監であった関係から陸海軍の将官、華族など、有力者が多かった。

◇ 2005年6月、国会で食育基本法が成立した。

　石塚左玄、桜沢如一の食養思想の普及活動を行っている日本ＣＩ協会会長の勝又靖彦氏は、食育基本法前文「食育を、生きる上での基本であって、知育徳育及び体育の基礎となるべきものと位置付ける」を取り上げ、

　　"「食育」という言葉をわが国で、最初に使用したのが、食養の祖、石塚左玄であり、大阪本傳寺にある左玄記念碑には、「德智體三育の本は食育に存する義を懇切に訓誨せられて己まさりし」と刻まれている。高い徳、広い知恵、健全な身体の本として食を問う、わが国の伝統的な考え方が表記されている。体の健康しか考えない栄養学とは目的を異にしている。"と述べている。

◇石塚左玄の評判を明治天皇も知っていた

　明治時代の陸軍に勤務していたというと、同じような経歴として、文豪森鴎外（林太郎）の名が我々の記憶の中にある。

　今では、石塚左玄の名前は、玄米食をやっているような一部の人々に知られるだけになっている。しかし、鴎外の名前を知らない人はいないだろう。

ところが、明治時代には、天皇にも、石塚左玄の名は知れ渡っていたようである。

このことについては、沼田博士は、

"その当時、栄養学の先駆者といわれた佐伯矩（さえきただす）は世界で初めての栄養研究所を設立するための資金集めに奔走中でしたが、そのとき明治天皇は、「石塚左玄が食事で病気を治しているのだから、それを専門に研究する研究所があってもよいではないか」と、お述べになりそのために佐伯の資金集めは順調に進んだとのことです。また、明治天皇は、左玄の支持者の乃木希典を介して、左玄の存在に関心をもっておられたようです。"と述べている。

ご自身の脚気という病気をとおして、食事と病気の関連に興味をもたれていた明治天皇は、短歌を残していらっしゃる。

　いくくすり
　　　もとめんよりも常の身の
　　　やしなひ草をつめよとぞ
　　　　　　　思ふ

身体が悪いといってたくさんの薬を飲むより毎日の食事を少なくせよ、といういましめの御歌であると桜沢里真さんは解説している。(『マクロビオティック料理』より)

左玄は、食物に関する研究を明治20年代に発表しはじめ、それらをまとめて『化学的食養長寿論』という学術書にした。

この本は、野菜中心の"菜食主義"とは、違うものとして穀物中心の"穀食主義"、玄米食を学問的に推奨した最初の本であり、当時流行であった蛋白質、脂肪、炭水化物の三大栄養素の比率を問題にするドイツ流の栄養学に対して、食物の化学的成分のなかの無機塩類、ミネラル特にナトリウムとカリウムに着目して、これが夫婦（陰陽）一組で、食物の性質を決める大きな役割をしているという、"夫婦アルカリ論"を展開したものであった。

左玄は『化学的食養長寿論』の内容を一般向きに解説したものとして、『通俗食物養生法—化学的食養体心論』（以後、『食物養生法』と呼ぶ）を著している。

この本の最初の凡例（書物の最初の使用法）には、次のように書かれている。

凡　例

一、この本は、食物中にある飽気（あくけ）と塩気のよい作用と悪い作用とが、人間の肉体と精神とに影響を及ぼす理由を説明したものである。
一、学問上の都合で、その飽気をカリ塩と呼び、塩気をナトロン塩と呼び、この二者を合わせて、夫婦アルカリと名づけた。
　　　　　（現代語に訳した橋本政憲氏の注
「カリ」「ナトロン」というのは、ドイツ語の Kali, Natron を用いたのであり、今日では、近代ラテン語からの「カリウム」「ナトリウム」が用いられている。「カリ塩」「ナトロン塩」と「塩」の字をつけているのは、「カリウム化合物」「ナトリ

ウム化合物」という意味に用いているので、つまり、純粋な元素としての「カリウム」「ナトリウム」と区別しているのである）

一、カリ塩とは、穀類、菜類、果実類など、また、海草類、藻、苔類など、すべて、土および海・川に生じる、いわゆる植物性食品類の異名と理解し、ナトロン塩とは、食塩のほかに海・川などの魚類・貝類や、すべて、鳥・獣の肉類および卵類の、動物性食品類の異名と理解されたい。

との記述に続いて、穀物中心の『穀食主義』が述べられていく。

◇ 穀物中心の『穀食主義』

人間の本来食べるべき食べものは、人の歯の形によって決められているという。

　　"人類の歯の構成はどうかというと〔いちばん多いのは〕いわゆる臼歯であって、すき間なく並んでいる。下あごは前後左右に少し動く。臼歯の構造は縁が高くて中が少しくぼんでいる、いわゆる菊座形であり、上下の歯を合わせると、中に、大小さまざまな粒状の空間ができる。これは、まさに穀類の粒を噛みこなすのに適した、自然の形を持っている、と言わなければならない。

　　こういうことからして、人類は、どのような食物を食べるべき動物だろうか。私は次のように結論を下した。すなわち、人類は、歯とあごの形と機能からして、生まれつき穀類を食べるべき穀食動物である。

　　穀類は、口の中で臼歯によって細かくされ、唾液が混ぜられ、ここですでに若干の化学的変化、すなわち消化作用

があり、次に胃腸に送られて、さらにまた化学的変化が行なわれ、消化吸収されるのである。その成分は、有機質・無機質ともに配合の比率もよく、身体を養うのに適しているために、古今東西どこの国でも穀類を何千年もの間けっして変わることのない、必須で最も重要な主食としてきた。

　すなわち、国々の位置と気候とにしたがって生産される穀類一種だけで、十分に体を養うことができることは明白であり、穀類は、病気なく健康で、体を保ち長寿する道にかなった成分と、その比率を持っていることも明らかである。"

◇どうして副食が必要になるのか

　ところが、次のような場合には、穀物だけではなく、副食が必要となる。すなわち、米飯を食べてきた国民がパン食に変わった、というように、その国土・気候に適さない穀物食をするとか、玄米として食べるべきなのに、搗いて白米にして食べるというように天然の成分をこわして穀物を食べるとか、あるいは、穀物が不足するので、その代用に、イモ類・乳類、または魚・肉類などを食べるという場合には、その食事内容の成分と比率が、いろいろ変わってくるので、その補いのために、カリ塩の多い豆類・野菜・果物など、または塩からい植物性食品を摂ったり、あるいは、ナトロン塩の多い魚・鳥・獣の肉や卵のような塩のうすい動物性食品を適度に摂らなければならない。

　要するに、その人が寒冷の地にいるとか寒い季節に植物性食品を多く食べるときは、食塩と食油とを比較的多く

使って味つけし、温暖の地にいるとか暑い季節に動物性食品を多く摂るときは食塩と食油とを比較的少なく用いる習いになっている。

◇夫婦アルカリ論（太田竜『日本の食革命家たち』）

"左玄は家業が漢方医であったために、少年時代から東洋医学、東洋哲学を学んできた、と同時に、幕末から明治初年にかけて、日本に入ってきた新しいヨーロッパの自然科学も勉強している。

彼は自分の体験から、食べもののスタイルが、ヨーロッパふうになるにつれて、日本人の健康が急速に阻害されているのではないかという疑問を抱いて、正しい食べもののあり方というものをずっと研究し続けてきた。その結果、ヨーロッパの栄養学にある根本的な欠陥を発見したのである。

ヨーロッパの科学で食べものを分析すると、食物の栄養は、でん粉質、たん白質、糖分、この三大要素にわけられる。ところが、人間の健康に対しては、これらの栄養分析の中に入ってこない、微量のミネラル成分が重要な役割りを果たしているのではないか、ということに気づいた。

その微量のミネラル成分の中の代表的なものとして、「カリ塩」と、「ナトロン塩」、この二つに着目し、両者が互いに対抗する、逆性を持ったミネラルであるとともに、両者が互いに補い合う要素でもあり、これが食べものの中で重要な、決定的な、指導的な役割りを果たしているにちがいないと考えた。

ヨーロッパの科学でいえば、カリウム塩も、ナトリウム塩も、同じアルカリ性ということであり、これを区別しないのだが、東洋哲学や、易の陰・陽のものの見方を深く身につけている左玄にとっては、カリウム塩と、ナトリウム塩は、同じアルカリ性であっても、まるで性質が反対のものであるということに気づいたわけだ。つまり、ものの表面だけを見て分析するのではなしに、そのものの内側に内在している本質を見ようとする努力があった。

　左玄は、カリウム塩を男と名づけ、これは夫であり、ナトリウム塩を女と名づけ、これを妻とし、この二つを合わせて夫婦アルカリ論とわかりやすく表現した。

　二つの要素の性格を、水との関係で見ていくと、カリウム塩は水をどんどん吸い込んでいく吸水性がある。ナトリウム塩のほうは、脱水性がある。

　カリウム塩の多い食物は、たとえば豆のようなものだ。豆を水に入れて煮ると、この豆は水分をどんどん吸い込んでふくれあがる。ところがナトリウムの多い肉などは、水で煮ると、どんどん水分を放出して固く縮まっていく。これは明らかに脱水性を持っているということだろう。

　また、酸素との関係でいえば、カリウム塩のほうは酸化を促進し、ナトリウム塩のほうは、酸化に抵抗する。両者全く対照的であるので、これを男女とし、一対のものとして「夫婦」という。

　ところが、左玄の「夫婦アルカリ論」をよく観察すると、カリウム塩のほうを陽性のものとし、ナトリウム塩のほうを陰性なものとしている。これは、後の章で紹介する桜沢

如一の考え方にもでてくるのだが、この陰陽のあてはめ方は左玄と桜沢如一とではちょうど逆になっている。"

次に食養会の趣旨と会則を見ることによって、石塚式食養法の概要をつかむことにしよう。

◇食養会趣旨と会則
『食養雑誌』にかかげられた「食養会趣旨」は次のようなものであった。

「生きていくために一日も欠くことのできないものは食物である。食物はその国の天候地勢、個人の体質、職業等に適した成分、分量が考慮され配合されなければならない。人間の早死、長生き、健康、病気、性格、根性、ねばり強さ、人柄、すべて食べ物から生れるばかりでなく、国の安否にもつながるのであるから軽視してはならない。

会員相互の健康増進のための鞭撻と親善をはかり、広く社会にPRするため雑誌を発行し、国のため、個人のための健康と経済に寄与しようと思う」

『食養雑誌』巻頭の食養法通則には、
一、玄米飯は完全な標準の食物であるから、胡麻塩と古漬物を少し添えるだけで菜はいらない。
(註/現在の栄養学から見ても、これに海藻、トーフ、葉菜の味噌汁を加えれば、各種栄養素の最低必要量はとれる。‥‥ここに掲げた註は、食養会の流れを継いでいる日本CI協会の付けたものを転載した。)

二、半搗米飯（無砂つき[1]）は主食してよい食べ物。だが、副食物は毎度野菜、山菜、海藻を味噌醬油で少しからめに煮しめたものがよい。あとは味噌汁と胡麻油、または菜種油で揚げた揚物と古漬物を用い、御飯とお菜の割合は、すなわち、飯三口に菜一口。

　現在でもマクロビオティックは、主食50パーセント以上としているのと同じように、おかずは少なめになっている。
（註／大正7年5月号よりは、無砂つきの七、八分つき米飯または同上半搗米と七、八分つきが追加となった。また、ついたものは油が足りなくなるので、植物性油を副食に余計に加えること、副食物は季節のもの、その土地のものとし、御飯6～7、植物性2～3、動物性1～2の割合とし、動物性を加えている。動物性追加は大正7年5月号におけるはじめての試みではなく、当初から左玄の考えであった。）
三、野菜、山菜、海藻のような植物性品と魚鳥獣肉・卵の動物質を7・3の割合にとり合わす。週21菜中の3菜を動物性とするか、その動物性と植物性とまぜるなら、毎日食べてもよい。
（註／大正7年5月の3では調味料のことをのべ、1日1人の味噌を10匁〈37・5グラム〉、激働者は倍の75グラム。醬油は1人1年間8升樽1個、1日21ＣＣ野菜は皮をむかない。動物性は骨ごと。砂糖と酢は少なくし、植物油を多く用い調和

---

[1] 精米というものは米と米を摩擦させて玄米の表皮を剥ぎ取る作業であるが、米と米の間に摩擦剤となるようなものを入れてやると効率が高まるようになる。そのことが知られるようになって、砂‥といっても鉱物質の土といった方がいいもの‥入れて精米する方法が普及するようになった。（『模倣の時代』より）。従ってこのような砂を使わないで精米したもの。

をはかる。さらに第4項を加え、第4では麦飯その他雑穀や、かて飯〔まぜ飯〕を主食とする時は副食はいっそう塩からく調理すること。また、上茶、コーヒー、牛乳、間食をいましめ、その代り、番茶、玄米茶を常用するがよいとしている。)

今のマクロビオティックと比べて、意外なのは動物性が思っていたより多目であることである。

◇わが国は地理的に肉食が必要でない

しかし、石塚左玄は『通俗食物養生法 - 化学的食養体心論』の中では、「わが国は、地理的に、肉食が必要でない」と言っている。上記食養雑誌巻頭の食養法通則と首尾一貫しないように見えるが、石塚左玄の考えの根本は、基本的には、人類は、穀食動物であり、肉食が必要でないということである。これは前述の　◇穀物中心の『穀食主義』のところで述べたとおりであるが、わが国は地理的に肉食が必要でないと言っている。

　"わが国の人は、現代人が考えるようには肉食をする必要がないという化学的な理由がある。" と石塚左玄は言う。
　"それは、わが日本の国土はナトロン塩の多い土地柄だからである。さらにこれを詳しく述べれば、ヨーロッパ大陸のように涼しく寒く、米も作らず魚もとらない国々の住民とは違って、日本のように天気が穏やかで温かい国に住むわれわれは自然の土地柄がカリ塩が少なくナトロン塩が多いのだから、肉類をたべなくても健康上さしつかえないばかりでなく、むしろ肉など食べないほうがよいと言うべ

きなのだ。"

そして寛政から文化・文政の時代の儒学者　太田錦城氏の肉食の弊害の文章を引用している。

"わが国は四面大海であるために魚類がきわめて多い。そこで、人々は獣の肉を好まず、四つ足のものを食べるのは、けがれであると、国家の政令（牛・馬・鶏・猿・犬の家畜を食べることを禁じられた詔勅などのことであろう＝左玄・注）にもある。

これも仏教のありがたい教えのおかげであろう。ところが、香川修徳というものが、わが国の人は獣の肉を食べないから虚弱なのだと言いだしておどかすので、近ごろは山国の人ばかりでなく、海に近い、魚が手に入りやすい所でも肉を好んで食べるようになった。最近は、江戸などでも冬に獣肉を売る店がおびただしくある。そのため、悪いできものができたり、中風のような病気になるものが少なくない。まあ、虚弱の人が、寒いときに牛肉や鹿の肉を、少し食べたりするのは、虚を補う効果もあるだろう。"

石塚左玄の生きていた時代ばかりでなく、現代の悪いできものである癌の患者が増えているのも、獣の肉を食べることの影響だろうか

◇久司の求めていた解答も、左玄の『食物養生法』の中に有った

以前、久司が頭を悩まして、人間というものについて考察するために、ニューヨークのフィフス・アベニューとか、タイムズスクエアに毎日立って、人を眺め、2か月半かかってようやく人間というものが分かることができたということを書いた。

もし、久司も、桜沢が大きな影響を受けた左玄の『食物養生法』の本を、読んでいたなら、もっと早く人間についての考察ができたのかもしれないし、マクロビオティックについて多くの示唆を与える本である。

◇ **食養会の運動は、どのような問題状況のなかでどのようにして生み出されたか**

では、マクロビオティックの源流と言われる（石塚左玄の）食養会の運動は、どのような問題状況のなかでどのようにして生み出され、なぜ多数者の支持を受けたのか。という点から『癒しを生きた人々』『＜癒す知＞の系譜』の著作で島薗進東大教授は、検討している

　　"ストレスフルな社会、人間疎外、近代医療の行き詰まりの問題が大きく取り上げられる今、＜癒し＞あるいは＜ヒーリング＞に関する研究は緊急かつ重要な課題となっている"

と述べ、マクロビオティックを『「食」を通して癒しを実践する運動』として取り上げている。

　　"玄米食や菜食を重んじる独特の食事法を掲げる近代日本の健康運動にマクロビオティック（正食）とよばれる運動がある。「食」を通して癒しを実践するこの運動は国内に多くの支持者を持つだけでなく、戦前からすでに海外への発展の足がかりを築き、現在世界各地に支持者を持つに至っている。"

　　"菜食や自然食を称揚してきた運動が、健康意識や環境意識の高まる現代世界に新たな支持層を見出したという表

面的な理由のほかに、より深いレベルの理由としてこの運動（マクロビオティック）が近代科学(医学、生理学)の身体観・人間観とは異なるエコロジカルな自然観・宇宙観を提示していることに関わりがあるであろう。近代科学との格闘の中から生み出されたオルタナティブの知（代替知）が魅力的に受け止められているという理由である。とくにこの運動が日本の伝統的な健康法（養生法）に淵源をもちながら国際的にある程度の成功を収めるような普遍性を持ったという点が興味をそそる。

第12章　鴎外と左玄と脚気問題

◇西洋医学では明らかにできない脚気克服が食養会登場の一因

次にマクロビオティックの源流である「食養会」という特異な食生活のあり方を軸とした癒す知が近代化の比較的早い時期に登場した理由を探っていくと、科学者や軍人が難題としてその克服を目指し格闘した脚気という病気に行き当たるとしている。

現代日本で脚気はほぼ消滅しているが、

"1880年代から1910年代に至るまで（明治で言うと13年位から43年位）の30年余りの間に、脚気をめぐって西洋医学では、十分に明らかにできない知の領域を、日本人の経験に基づいて探求する必然性が生まれた。それは食と健康に関する知の領域であったが、漢方医学では食養を大事にする考え方の伝統（医食同源）があり食治法に強みを持っていた。そのような伝統的な知の様式にも影響されながら、西洋の栄養学の既存の知識とは異なる「食の知」が待望されることとなった。

新しい＜癒す知＞を切り開く展望が切実に求められていた。石塚左玄の食養はこのような状況の中から生み出されたものである。"

今では、もう忘れられた脚気という病気も、明治期の軍隊においては、深刻な問題になっていた。

"まだビタミンというものを知らなかった当時の医学や衛生学は食に主要な因があると認めることができなかった。

麦食に変えたところ脚気患者が出なくなったという例な

どがあったにもかかわらず、医学界では病原菌説や、中毒説が優勢な時期が続いた。ビタミンBの発見によって、栄養原因説が確定するとともに、脚気克服の方途も明確化するのはようやく、1910年代（大正初年）のことである。<u>医学的・衛生学的な栄養理論は大きな失態を演じ続けたことになる。"</u>

◇がんによる死者が35万人を超えた。これは過去の脚気問題と似ている

これと同様なことは、現在、いまだに患者数が増え続けているがんに対する、現代医学の対処法（手術、抗がん剤、放射線治療）についても、言えるように思えてならない。

いわゆる東洋医学から西洋医学を批判する言葉として言われている対症療法である手術、抗がん剤、放射線治療について、がん患者ばかりでなく、同じ西洋医学を学んだ医者の中からも疑問の声が出てきている。

例えば大きくマスコミで取り上げられた慶応大学講師の近藤誠医師による抗がん剤、手術に対しての効果に対しての疑問を投げかけた数々の本、最近では、新潟大学大学院の安保教授の数々の発表にも述べられているが、食事療法で多くのがん患者を治癒に導いてきた実績のある森下敬一博士が古くから述べていたことである。

このことについては、後で述べることにしよう。ここでは、桜澤のマクロビオティックに大きな影響を与えた石塚左玄に焦点をあてていこう。

かっけ	似ている点	がん
日露戦争での陸軍の患者が数十万人発生するなど被害甚大。	膨大な患者数	癌による死者数は右肩上がりで増え続り、2010年度には35万人に達している。
原因を栄養障害によるものと認識できず、細菌による伝染説に固執して被害を拡大した。食事を改めないかぎり治らないし再発してしまう。 日露戦争の時には、脚気に効くといわれていた麦飯支給の現場からの要望を幹部が無視、被害拡大させた。	原因の誤り	がんは、悪い食べ物を食べた結果、血液が汚れ、それを浄血するためにできるいわば浄血装置である。これを敵とみなし手術、抗がん剤、放射線で闘い、局所的に撲滅しようとする対症療法では治らない。がんは血液の汚れから来る全身病であるから、食事を改め浄血しなければ治らないし再発してしまう。
オランダ人エイクマンのにわとり白血病に対しての米ぬかによる治療効果などの研究成果がドイツの脚気細菌説の考えを改めさせ、栄養障害説が主流となった。この影響が日本に及んだ。	海外での研究成果が日本の考え方を改めさせる方向に	アメリカ議会での『マクバガン報告』における食事とがんは関係するという指摘から始まりアメリカではがんに関する研究機関でも食事のがんに及ぼす影響を研究し始めている。がん患者減っている。
西洋医学の医者たちは対処できなかった。漢方医たちは臨床的によい成果をあげていた。	東洋医学に理解ある医者が本質をとらえている	血液生理学の森下敬一博士、免疫学の権威 安保徹新潟大学大学院教授、小澤博樹小澤病院院長、鶴見隆史鶴見クリニック院長、石原結實先生などこの本で取り上げた東洋医学に理解ある先生方がいい成果をあげているとマクロビオティックの立場からは見える。

◇脚気に対する石塚左玄と森鴎外の対応

　先に石塚左玄と森鴎外（林太郎）が似ていると述べたが、脚気という明治時代の軍隊を悩ました問題を通して、この両者を比較すると、マクロビオティックをしているものから見ると、脚気に対してかなり的確な判断を下していたと思われる左玄に対して、陸軍の食糧問題について、左右しうる地位にあった鴎外の対応の問題点が目に付くようになる。

　鴎外のこのことについて、近年多くの研究者が指摘している。（逆に、的確な判断をしていたと思われる石塚左玄について、薬害問題等、一般国民の立場に立って、大企業を相手にして闘った元東大医学部講師の高橋晄正氏は化学的に見て、左玄の論拠を批判している。これについては後で触れよう。）

　この脚気問題を通して、陸軍の被害を拡大するような対応をとってしまった鴎外については、『鴎外最大の悲劇』（坂内　正）、また、脚気問題を上下２冊の興味ある読み物にまとめた『模倣の時代』（板倉聖宣）などに書き表されている。

　ドイツ医学を学んだ鴎外は、そのドイツ医学が、様々な細菌の発見を相次いで成し遂げ、伝染病との戦いに勝利していたから、「脚気も、何かの細菌が原因だ。」と主張するドイツ医学の考え方に影響され、間違った脚気細菌説の枠内から出ることができず、脚気の原因であった栄養障害説には到達することができなかった。

　『模倣の時代』（板倉聖宣）によると、"脚気の歴史を尋ねてみると、天動説と地動説の歴史、原子論と反原子論の歴史、進

化論と天地創造説の歴史と同じように、迫力のある歴史としてことのほか私たちの興味をそそる。"とまで言っている。

『模倣の時代』では、巻末に脚気の歴史を研究したこの本２巻のあらすじを載せている。このあらすじでは、幕末の江戸幕府の二人の将軍が相次いで脚気で命を失ったところから始まっているが、ここでは、鴎外と明治天皇に焦点をあてて引用してみよう。

その前に、この『模倣の時代』は２巻にわたる分厚い本であるが、非常に興味あふれる本であるので是非原本もお読みになることをお勧めする。天動説と地動説の歴史、原子論と反原子論の歴史、進化論と天地創造説の歴史と同じように、迫力のある歴史としてことのほか私たちの興味をそそるものであるから。

◇脚気の歴史

それでは脚気の歴史を覗いてみよう。

まず、幕末の将軍が第13代 家定（篤姫の夫）、第14代 家茂（和宮の夫）と続いて脚気衝心で命を失う。

> "そして、間もなく、時代は明治維新を迎え、天皇の典医も陸軍の軍医も大学の教育もみな、西洋医学オンリーという時代が始まる。ところが明治以後軍隊その他での脚気が流行して、天下をとった西洋医たちが頭を悩ましはじめる。そんなとき、明治維新の最大の功労者である西郷隆盛が鹿児島で兵を挙げ西南戦争が始まるが、そのさなか京都に滞在中の明治天皇が脚気になる。

天皇は、脚気には転地療養が一番という侍医たちの言に従って東京にもどった。
　ところが、脚気は治らなかったばかりか、東京で脚気となった天皇の伯母、静寛院宮＝皇女和宮は天皇の侍医たちが箱根に転地させたにもかかわらず、まもなく死んでしまう。"
　"大久保利通は、天皇の意を受けて脚気病院を設立したが、漢方医の巻き返しを恐れた西洋医の医学官僚たちは、脚気病院の委員人事を独占し、ついにその結果をウヤムヤのうちに葬ることに成功する。
　天皇の脚気は、明治11年に再発したが、12, 13, 14年には再発しなかったので大過なきをえたのである。ところが明治15, 16年になって再発する。
　そこで、海軍軍医高木兼寛は洋食採用による予防策を上奏して推進、堀内利国が大阪陸軍で麦飯採用により脚気全滅に成功した話になる。ところが、陸軍軍医本部の石黒忠悳は脚気の伝染説をとって譲らず・・・"
　"ところが、天皇の脚気は、その後、明治19年に再発したきり再発しないようになる。なぜだろうか。おそらくそれは、天皇が陸軍の実験を子細に検討などして自ら麦飯を採用したことにあると思われる。ところが、ドイツ留学中の森林太郎は、日本の高官が、麦飯採用に踏み切ったと聞いて＜麦飯が脚気に効くなんてありえない＞と断言する。"

◇天皇と陸軍軍医森林太郎＝鴎外との対立？
　ここで板倉氏の言葉は、『天皇と陸軍軍医森林太郎＝鴎外と

の対立は、その後もずっとつづくことになる』と続けている。もちろん直接対立したことはないだろうが、伝染病説を貫く森と、麦飯の脚気予防効果を確信した天皇の考え方の違いを対立という意味で、言ったのであろう。

◇日清、日露戦争での脚気患者の大量発生の原因は？

　"陸軍の現場部隊では明治24年までのうちに全部隊が麦飯を採用して、日本の海陸軍からは脚気がほとんど絶滅するにいたる。"

つまり陸海軍では平時においては麦飯支給で脚気減少の効果を得ていた。

　ところが、日清戦争がおきた。大本営の運輸長官寺内正毅は麦飯支給を主張したが衛生長官の石黒忠悳に敗れて白米を支給、その結果脚気患者が続出する結果となった。

　日露戦争のときも陸軍は麦飯を支給せず、脚気患者数十万人を発生させる。そこで、陸軍省医務局に対する責任追及の声が上がる。戦後、陸軍省医務局長は小池から森鴎外（林太郎）に交代したが、森は東大医学部長の青山胤通とともに非麦飯説、伝染病説を貫く。しかし、陸軍大臣寺内正毅は臨時脚気病調査会の設立を推進し、森林太郎がその会長となった。そのとき、天皇はその設立の勅令案を見て、（脚気が麦飯で治ることは堀内利国の研究で二十数年前に解決ずみではないか）と言ったという。

◇麦飯混食でなく白米支給の根拠となった鴎外の論拠

　鴎外が非麦飯説（麦飯を支給せず白米を支給する）を取る考

えの根拠は、栄養学的にみて米食（この場合は白米食）には問題はないという考えと「脚気も、何かの細菌が原因だ。」とするドイツ医学の考え方に影響されていたからである。

　鷗外は「米を主としたる日本食はその味よろしきを得るときは、人体を養い、心力及び体力をして活発ならしむること、毫も西洋食と異なることなし」と書いて白米を主食にした日本食は西洋食に劣るものではないと『日本兵食論大意』のなかで述べている。

　〈栄養学的にみても米食に問題はない〉これがかれの結論であった。

　しかし、この報告書は、あくまで、従来の三大栄養素（タンパク質、炭水化物、脂肪）だけを考えた栄養学の学説に基づいて計算されたものであって、後に脚気の原因とわかったビタミンＢ２などのミネラルについては考慮されていないものであった。

　森林太郎が医務局長に就任して間もなく、衛生課長の大西亀次郎が、局長室にやってきて、こう言ったというのである。

　「閣下、戦役ごとに、陸軍は脚気病のために何時も多数の兵員を損じて居ます。

　これは平常の常食となっている麦飯が、いざ出征となると白米飯に代わるからであります。現制の如く、白米が原則で〈雑穀を混用することを得る〉ようになっているのでは不都合ですから、〈常食及び戦時食は、麦何ほど、白米

何ほど〉と新しい規定を設けておかねばなりますまい」

　この大西亀次郎は、森林太郎が局長就任と同時に部下の衛生課長の座に据えた人であった。森に抜擢されて衛生課長となった大西亀次郎は、森林太郎がもともとは強硬な麦飯反対論者であったことを十分承知していたに違いないが、〈日露戦争を経た今日ではその意見を変えているに違いない〉と判断していたのであろう。

　さて、部下の大西課長にこう言われた森局長は何と答えたであろうか。

　山田弘倫の『軍医森鴎外』には、その答えがこう書いてある。

　「ハア、君も麦飯迷信者の一人か。これは学問上同意ができかねる。僕が医務局に入ったとき、〈君が医務局に入ったからといって、脚気予防に麦飯が必要だ、などという俗論にマサカ、化かせられはしまいね〉と、青山君までがそう云ったよ。僕もまだそこまで俗化していないよ」

　大西衛生課長の予想は外れていた。森林太郎は依然として麦飯反対論者だったのである。ここに出てくる青山君というのは、当時東京帝大医科大学長だった青山胤通のことである。反麦飯説は当時すでに圧倒的に少数派となっていたが。その中で青山胤通と森林太郎とだけは、互いに牽制しあいながら、頑強に反麦飯説を貫き通していたのである。

　当時の反麦飯派はたとえこの二人だけだったとしても、この二人のうち一人は東京帝大の内科教授として勢力のある医科大学長であり、もう一人は陸軍省医務局長になって

いたのだから、その勢力は絶大なものであった。陸海軍の現場や庶民の民間療法の世界では、脚気の予防と治療に対する麦飯の効用は広く流布されていたのに、医学界では公認されることはなかったのである。

さて、大西課長は森局長から〈麦飯迷信者〉といわれようと、容易に引き下がらなかった。大西は、自分の背後には陸軍衛生部内や国民世論に圧倒的な支持があることを自覚することができたこともあろう。それに、世論が陸軍の脚気をきびしく監視している以上、陸軍省医務局としては、脚気問題に手をつけないわけにはいかない。そこで、粘りにねばった結果、かれは最後に、「こんなことを何時までたっても論争していてもらちはあきますまい。昨年の議会で某医者議員の建議にもあったように、脚気病調査会というような機関を設けて研究調査をやらせてはいかがでしょう。陸軍部内でもよろしいかと思います」。

しかし、結局、その『臨時脚気病調査会官制』は陸軍省の所管として明治41年5月30日、勅令第130号として公布されることになった。

ところが、この勅令案が閣議を通過して天皇の許に「上奏」されてから数日後のこと、宮内省から陸軍省に電話が入った。
「脚気病調査会の当事者の一人、即刻宮内省に出頭するように」とのことであった。

そこで、とりあえず大西亀次郎衛生課長が出頭した。すると、（内大臣はいとも厳なる態度で左の如く申された）といって山田弘倫の『軍医森鴎外』が大西の追憶談をもと

にして伝えるところによると次のように言われた。

「脚気病調査会官制の御裁可を得るため、お上に奏上致しました所、

脚気病のことは既に明治20年、大阪に行きたるとき、高島鎮台司令官より〈申し上げたし〉とあって、時の軍医長堀内利国を招きて同人より聞きたることあり。それによれば〈軍隊の脚気病は麦飯を用いて確実に予防の効をあげた。病因は白米食である〉との事。その後〈各軍隊に麦飯を普及して脚気病が無くなった〉と聞く。この上なお調査会を設けて原因を調査研究する必要があるかと、畏くもお上から、かようの御下問があった」

◇明治天皇脚気克服の体験からの判断

明治天皇は、御自身の脚気克服の体験から、二十数年前の堀内利国の麦飯を採用した脚気克服策が妥当であったとの判断をされていたのであろう。それでも臨時脚気病調査会は、発足した。

◇西洋人医師の鶏白米病と米糠の治療効果の研究が脚気解明の端緒だった

"臨時脚気病調査会の会長となった森は、まず来日中のドイツ人細菌学者コッホに研究方針を尋ねることから仕事をはじめた。

しかし、そのころ東南アジアの植民地支配者の西洋人医学者たちは、明治30年にオランダ人エイクマンが発見していたニワトリの白米病と米糠の治療効果の研究を引き継

いで、脚気の栄養障害説を展開しはじめていた。そこで、日本人の医学者の中にも動物の白米病実験の追試が盛んになる。(中略)

　同じころ、東大農学部の鈴木梅太郎は、＜動物の生存に必要な副栄養素＞を米糠から抽出して＜アベリ酸＞と命名、のちにオリザニンと改めたが、ビタミン概念の先駆の一つとなった。

今まで述べてきた中で、脚気を予防したものとして、高木の洋食採用と堀内の麦飯採用そして、エイクマンの米糠採用をあげてきた。どうして効果があったのだろうか。

現在から見ると、脚気の原因はビタミンＢ２の不足であるから、玄米を精白して米糠を取り去ってしまえば、白米にはビタミンＢ２が欠けている。麦の場合は精白しても、麦の黒い筋にビタミンＢ２がある、洋食の場合には小麦から作ったパン、また肉にもビタミンＢ２が含まれているから脚気になることを防ぐことができたのだろう。

石塚左玄は、『食物養生法』のなかで、こう言っている。

　　"玄米の甘皮、すなわち甘味をもつところの糠の字は、米偏に健康の康の字を書くように、米は糠とともに食べれば健康になるのである。
　　・・・・・・・・
　　ああ、大豆や小豆などは、サヤから出したままで煮たり煎ったりして食べるのに、なぜ米だけは、モミを取った玄米を、さらについて白くして食べる道理があるのだろうか。

と白米にして食べる風潮を嘆いている。どのようにして白米食が広がったのか左玄は次のように述べている。(『食べもの健康法』農山漁村協会)

　『黒米から白米へその退歩の道すじ』

　(筆者注：ここで、黒米とあるのは、近年白米に混ぜて食べられるようになった古代米の色の黒い黒米ではなく玄米を意味している。そして読み方は、「くろまい」でなく講談社『新大辞典』や大修館の『大漢和辞典』を開くと、「こくべい」と読んで、意味は【玄米、搗かない米】となっている。一方小学館『日本国語大辞典』では読みを「くろごめ」として意味は【玄米、搗かない米】となっていて、黒米の関連語に黒米飯の表記が見られる。漢和辞典では読みが「こくべい」国語辞典では読みが「くろごめ」どちらだったのだろうか。それとも両方とも読み方として使われていたのだろうか。ちなみに三省堂の『類語新辞典』では玄米の類語として隣に黒米「くろごめ」との表記がある。

　玄米はその粒の色からアメリカなどではブラウンライスと言われる様に、感覚的には茶色、或いはベージュ色という認識があるが、黒米と書いていたようで、茶色の米を黒米とすることには違和感を感じる。)

　　奈良・平安時代以前は、もっぱら米を常食にしたが、ふつうは玄米のままで、焼き米としたり、あるいは蒸して強(こわ)飯(めし)として食していたものであるが、三韓征伐以後は、肉食すべき第一波の襲撃を受け、そのために、明治時代の食事状況と同じく、白米を食べるようになったものである。

・・・・・・・・・・・・・・・・・・・・・

　そもそも、わが国で米をついて白くすることは、仁徳天皇の御代から始まったことで、さらに時代が下って南北朝のころは、白米食はまだ全国一般に行なわれず、宗（むね）良（なが）親王の王孫にさしあげるための、わずかな白米も尾張の国になく、戦国時代では、加藤清正の家中七ヵ条の法令のうちに「食は黒米たるべし」とあり、徳川時代、寛永20年3月の士民仕置書第四条に「百姓〔一般人民〕たるものは、よろしく常に雑穀を食（は）むべし、みだりに米を食するを得ず」とあるなどは、一つには、各自の身分をわきまえよとの戒めであり、他方では、化学的衛生法の心得を述べたものである。（中略）

　要約すれば1500年の長い年月の間に、玄米の甘皮をむいて捨ててしまったのは、実に怪しい不思議の至りである。これが、私たちの身体をすこやかに長寿に養うところの日常の主食物に含まれた、硬化成分の夫婦二塩、すなわち、カリ塩とナトロン塩を大骨折って捨ててしまった事情のあらましである。

　玄米の甘皮、すなわち、甘味をもつところの糠の字は、米偏に健康の康の字を書くように、米は、糠とともに食べれば健康になるのである。そしてまた、ほかの食物とはちがって、あえて水や火の力をかりなくとも、手塩で生で食すこともできる。ただし、火力をかりて玄米を煎れば食しやすくなるけれども、そうすると、身体の筋骨に弾力を与える成分が、いくらか減るのである。

さて、石塚左玄が脚気をどのように見ていたか長々と記述し

たが、話は戻って

　"東南アジアの植民地支配者の西洋人医学者たちは、明治30年にオランダ人エイクマンが発見していたニワトリの白米病と米糠の治療効果の研究を引き継いで、脚気の栄養障害説を展開しはじめていた。そこで、日本人の医学者の中にも動物の白米病実験の追試が盛んになる。

　同じころ、東大農学部の鈴木梅太郎は、＜動物の生存に必要な副栄養素＞を米糠から抽出して＜アベリ酸＞と命名、のちにオリザニンと改めたが、ビタミン概念の先駆の一つとなった。"というところまで述べた。

◇それでも言い張る東大医学部派

しかし、このような、脚気の栄養障害説の趨勢の中で、

　"東大医学部派は動物の白米病と脚気とはまったく違う病気だと反論し、大正3年の医学会総会の特別講演で林春雄教授は＜糠エキスは如何ほど多量に与えても脚気に効かない＞と断言。"

　"ところが、その後、林春雄の実験を担当した田沢鐐二はドイツに留学して驚いた。ドイツでは、脚気の部分的栄養障害説につながるビタミン研究が盛んだったからだ。"

エイクマンが発見していたニワトリの白米病と米糠の治療効果の研究の影響でドイツでも脚気の部分的栄養障害説につながるビタミン研究が盛んになっていたのであろう。

◇ようやく、やっと理解したのか東大医学部

　さすがの東大医学部も、頑迷に唱えてきた脚気細菌説を、ドイツでの脚気の部分的栄養障害説につながるビタミン研究の進展を目の当たりにして、とうとう米糠エキスの脚気治療効果を確認する方向へと、道筋を変えなければならなくなった。

◇石塚左玄と森鴎外の相似と相違

　このような流れを、頑強に伝染病説を唱えていた鴎外はどのような思いで眺めていたのであろうか。
（森鴎外は、陸軍の中で広まっていた麦飯が脚気を防ぐ効果があるという論や、海軍で脚気防止に効果があるとして採用されていた洋食、これらの説に反対する論拠として、ドイツ流の栄養学に基づいて実験を進め、白米はこの考えに基づいて、麦飯、或いは洋食に劣るものでなく蛋白質、脂肪、炭水化物について優れているという結論を『日本兵食論大意』の中で出している。脚気につながる玄米の糠をそぎ落とした白米が、ミネラル分を喪失しこれが脚気につながるという点に気付かなかった。あくまで、彼が学んだドイツ医学の脚気は細菌によって引き起こされるという考えから抜け出ることができなかった。

　もっとも、わが国の最高の知のエリート達が集まっていると思われている東大医学部も、鴎外と同じように間違った脚気細菌説を唱えていたのだから、その当時の知的エリート達は洞察力に欠けていたということになるのだろうか。

　『模倣の時代』（板倉聖宣）はこのことについてどう見ているか
　"脚気と言う病気は、西洋の医学者たちも思いもつかな

かったような新種の病気、ビタミンという微量でありながら動物の生存に不可欠な栄養素の不足によって生ずる病気であったのだ。そこで、日本最高のエリート達がいかに西洋医学の成果を学んでもその正体を明らかにすることができず、その正体の解明に近づいた人々を弾圧・圧迫するという間違った行動をとらせることになったのである。

　明治以後、今日までの日本の文化は全体的に西洋文化の模倣から成り立っていた。それは九分九厘成功したと言ってもよいのかもしれない。しかし、模倣の時代だからといってすべてが模倣ですむわけではなかったのだ。脚気の歴史はそういう例外的な出来事と見ることもできる。そこで、この例外的な＜脚気の歴史＞の物語は、ひとたびそういう、＜単なる模倣ではすまない、真に創造的な解決を要する問題に対処することになったら、西洋文化を模倣するのにもっとも有能だった人々がもっとも無能にもなる＞ということを教えてくれたのだ。

　エリートたちは西洋の文化を模倣するには、もっとも当てにできる人々であったことに間違いない。だからといって、再びそういうエリートたちの活躍にあまり多く期待するとなったら、とんでもない失敗をしでかすことになるに違いないことを教えてくれているように思えてならないのである。"

と板倉聖宣氏は結んでいる。

　鴎外は、23歳のとき軍医としてドイツに留学して細菌学の

権威ペッテンコオフェル教授のもとで学び、さらに細菌学者コッホについて衛生試験所で研究に従事した。

　嵐山光三郎著『文人悪食』では、"細菌学を学んだ鴎外は、なまものに対して極度の警戒心を持つようになる。当然ながら生水は飲まないが、果物もなまで食べることはできない。果物は煮て食べた。"「父は果物の煮たものが、好きだった。白いお砂糖の蔭の淡緑に透徹る梅、橙色の杏、琥珀色の水蜜桃、濃い紅色の天津桃、初夏から長い夏の終りまで、それらのものが次々と父の食膳に上った」(森茉莉『幼い日々』)

　鴎外は60歳で亡くなったがその直前の診察では委縮腎の他に肺結核の重い症状が有ったという。細菌を恐れていてなまものを警戒していた鴎外も砂糖に対しては防備が弱かったようである。なにしろ饅頭を茶漬けにして食べるほどであった。

　ちなみに桜沢の本などを見てみると結核には砂糖は禁物であることが書かれている。

　次に、鴎外と、左玄を比較して見てみよう。

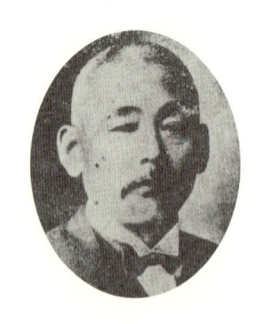

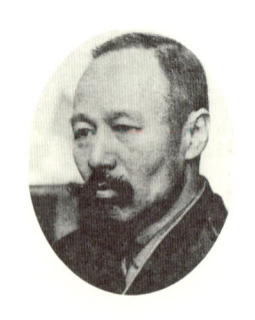

	似ている点	
石塚左玄（1851〜1909）		森林太郎（鴎外） （1862〜1922） （文久2・1・19〜大11・7・9）

『幕末名医の食養学』（沼田勇）より

福井藩の漢方医の長男 維新後上京	生い立ち	父は津和野藩　亀井公の典医 維新後上京
12歳にして医師としての腕前を認められていた。	共に早熟	19才で東大卒業
医師と薬剤師の資格 明治21年東京医師開業試験委員	医者	医師 医学博士
明治29年陸軍少将、薬剤監に昇進したのち退役	陸軍に勤務	明治32　第12師団軍医部長 35　第1師団軍医部長 37　第2軍軍医部長 39　第1師団軍医部長兼 　　　軍医学校長事務取扱 40　医務局長 大正5　予備役
化学的食養長寿論	食物に関する著作	日本兵食論大意
風土、気候、地形によって食物も異なり生活も異なるのだから、みだりに他国の食習慣を真似たり、舶来の珍味を食べてはいけない。	洋食より日本食支持	「非日本食論は将に其の根拠を失わんとす」の講演をしているように非日本食（洋食）を斥ける立場をとり、これが陸軍の考え方になった

福井で漢方医学、理化学、動植物学、解剖学、独学でオランダの原書を読み、天文学も学んだ。	博識である	言うまでもなく博識ぶりはその著作物を通して、伺える。

	異なる点	
精白した白米はミネラル分が失われ栄養的に問題があり、各種病気にかかりやすくなることを指摘した。	二人の違いは	脚気と白米の関係に気付かず、白米の栄養価には問題ないとした。

　左玄が薬剤監の地位を経て予備役になった明治29年の3年後の明治32年、鴎外こと森林太郎は第12師団軍医部長に就任している。

　この鴎外について、日清、日露の戦争で多くの脚気による死亡者を出したことについて当時の陸軍首脳部の一員として、鴎外の責任を追及する声が、先にも述べたように、目に付くようになった。

　テレビでは、NHKの番組でも取り上げられたりしたのでご存知の方もいるとおもう。

　『医学は科学ではない』という本を著している米山公啓博士はこのことを

　　"森林太郎つまり森鴎外（1862〜1922））は陸軍の軍医として、脚気の原因は細菌にあると硬く信じて、慈恵会医科大学の初代学長となった高木兼寛（1849〜1920）の脚気ビタミン欠乏説を、最後の最後まで否定し、陸軍の戦争による死者の数より、脚気による死者を多く出すという大きな誤りをおかしている。ある部分で優れた能力を持っているからこそ、新しい部分の知見、新しい技術を理解する

ことが難しくなってしまう。柔軟性のある脳を持ち続けることは、人間には不可能なのだろうか。"と記述している。

また、上智大学名誉教授の渡部昇一さんが医学博士の石原結實先生と対談した『病気にならない生き方』という本の中でこのことを取り上げて「日露戦争の陸軍では戦死より脚気死の方が多かった」と森鴎外をはじめ陸軍首脳部の誤りを概略次のように述べている。

　ドイツに森林太郎（鴎外）が留学。コッホなど大学者がひしめく、ドイツ医学全盛の時代。そのドイツに留学して帰国した人たちは、全員当時の最新医学に魅了されてきました。ドイツで最先端の医学とされていた「細菌万能説」です。その害悪が顕在化したのが日露戦争。大陸に行った日本の将兵の多くが脚気にかかって倒れていたとき、いかにして治療するか。当時のドイツ式の医学者たちは、「脚気菌」が発見されない以上は、有効な薬はない、とさしたる治療も改善も行なわず、兵士たちに精米を食べさせつづけます。

　当時のドイツ式の医学ではあらゆる病気の原因は「細菌」で説明できるとされています。その原因である細菌がわからない以上、治療ができないのは当然のことです。

　ちなみに、森がドイツに留学した目的は、日本陸軍の兵食をヨーロッパ各国と比較するためでした。しかし、帰国後の明治18年に森は『日本兵食論大意』を著して、日本の伝統食（＝精米食）の再評価を強く訴えます。

一方、海軍はその範をイギリスにとり、ドイツではなくイギリスに留学生を送りました。

のちに慈恵医大の創設者となる高木兼寛がイギリスから優秀な成績をおさめて帰国します。そして、その原因は食事らしいということになったのです。

食餌療法を試み、脚気の症状が緩和されるのを確認するや、兵食の転換を図っていきました。

日露戦争のときは、日本海軍は脚気で悩まされることはありませんでした。

日露戦争での日本陸軍の戦死者は8万4,400人、負傷者約14万3千人です。一方、脚気で死んだ者約2万8千人、脚気のため戦争に参加できなくなった兵士は実に21万人以上にものぼります。

脚気問題において、問題点を指摘されるようになった森鴎外、それに対して石塚左玄は、陸軍を退いた後、自ら開発した独自の食養論を基礎とする食生活の指導で身体の不調を訴える多くの人々を、その病から救ったという。

第13章　左玄に続く食養の系譜

◇偉大なる先駆者　石塚左玄

　その後、左玄の考え方を、マクロビオティックという考えに発展させ、世界に広めた桜沢如一や、アメリカの食生活に、良い影響を与えたということも含めて、スミソニアン歴史博物館にその資料が永久保存されることになった久司道夫など、左玄から、直接、あるいは間接的にその影響を受けた人々は、数知れないのである。

　太田竜氏は、食というものを思想の土台において展開した人たちを「食革命家」と呼びこれらの食べものを思想の次元にまでもっていって、宇宙の真理を追求しようとした思想家たち9名を取り上げた『日本の食革命家たち』の著作の中で、石塚左玄が、わが国食養の世界に及ぼした大きな影響を「左玄の名前は知られていなくても、何百万という日本人がその影響を受けているのだ。そういう意味でわれわれは左玄を偉大なる先駆者として感謝する必要があるのではないかと思っている。」と最大の賛辞を述べている。そして石塚左玄から桜沢、そして久司道夫を含めその影響を受けた216人の名前が列挙されている大きな食養の系譜の表を『食医石塚左玄の食べもの健康法』（農山漁村文化協会刊）より引用し掲載している。（この表は郡司篤孝、沼田勇、橋本政憲氏らの調べによるとしている）

　この食養の系譜によると桜沢如一は石塚左玄の孫弟子23人の中にそして桜沢如一から影響を受けた久司道夫はひ孫弟子（左玄から4代目）97人の中に記載されている。また弟子の中には乃木希典、村井弦斎、孫弟子の中に二木謙三、5代目あた

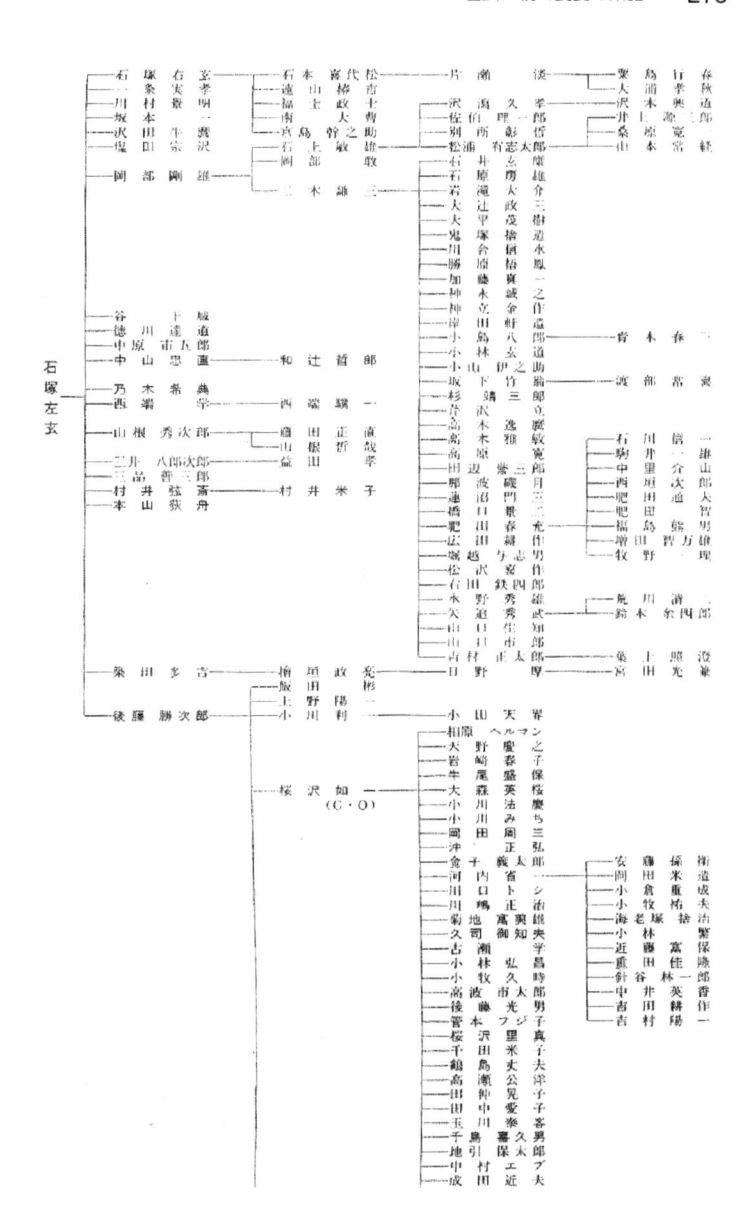

左玄に続く食養の系譜

石塚左玄
├─ 石塚家
│ ├─ 川坂沢塩
│ ├─ 右条村本田
│ ├─ 実樹四一
│ ├─ 孝一襲沢
│ ├─ 本田牛常
│ └─ 岡部剛雄
├─ 本山桔梗
│ ├─ 遠山土大
│ ├─ 福傳曹助
│ ├─ 衛真幹雄
│ ├─ 鳥上敬
│ ├─ 石岡
│ └─ 二木雄三
├─ 代青政夫
├─ 松青
│ ├─ 沢佐伯理一
│ ├─ 潟久郎哲
│ ├─ 別所彰
│ ├─ 松浦有志太郎
│ ├─ 石岩田政之介
│ ├─ 滝辻茂樹道水
│ ├─ 大大平塚栖原一
│ ├─ 鬼川合原資誠之
│ ├─ 勝加神神岸小小坂杉芹茶高鵜那連橋肥肥廣堀松右水矢田古日
│ └─ …
├─ 片潮瀉久郎
├─ 淡理一
├─ 粟人島井桑山
│ ├─ 旨孝與一
│ ├─ 沢上本
│ └─ 泉寛雄
├─ 春秋造郎
├─ 青木春二
├─ 渡部嵩蔵
├─ 一掛山郎大智男雄理
│ ├─ 石駒信一介次道
│ ├─ 川中西肥肥福増方
│ ├─ 井里垣田島晋普
│ └─ 牧野
├─ 舩川濟
├─ 鈴木余四郎
├─ 菱上照澄
├─ 宮田光豪
├─ 谷上厳
├─ 徳川達道
├─ 中原市太郎
├─ 中山忠直
├─ 和辻哲郎
├─ 乃木希典
├─ 西端学
├─ 西端瓏一
├─ 山根秀次郎
├─ 鷹山正雅
├─ 田根益
├─ 直哉孝
├─ 三井八郎次郎
├─ 三品督三郎
├─ 村井米子
├─ 村井弦斎
├─ 本山荻舟
├─ 染田多吉
├─ 楢垣田政亮彬
├─ 坂上野陽二
├─ 後藤勝次郎
├─ 小山天署
├─ 小川利一
├─ 桜沢如一 (G・O)
│ ├─ 相原ヘルマン
│ ├─ 慶泰之子橙慶ち三弘郎
│ ├─ 大野崎尾森英法み周正
│ ├─ 岩牛鷲盛川川田太省卜正シ油雄央学昌時部真夫洋子子莞男郎ブ夫工近
│ ├─ 大川小小岡沖倉河川川剣久古小小高後管桜千鶴高田鳥地中
│ └─ 衛遠安藤保米小小小近重針中吉
│   ├─ 成夫治警保陣郎耆伴一
│   ├─ 田倉牧海林藤谷井田村
│   └─ 富佳林英耕吉陽

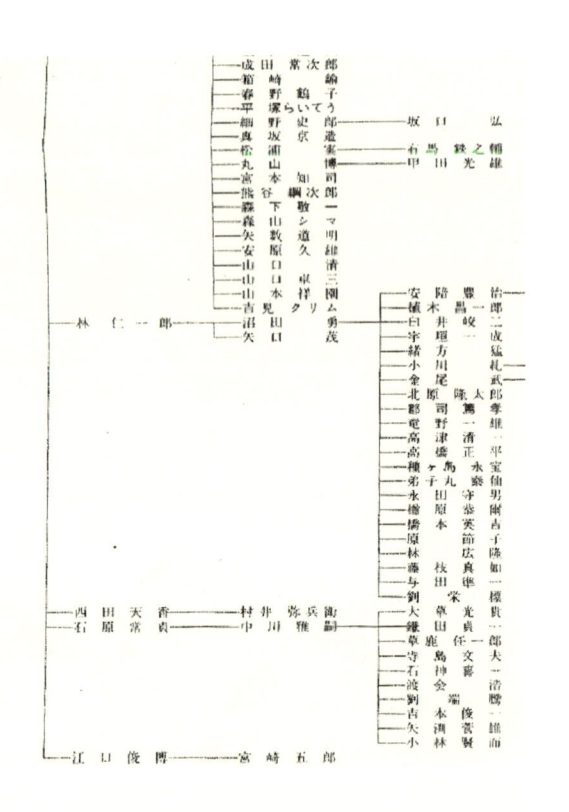

```
                        ┌─成田 常次郎
                        ├─箱崎 綸子
                        ├─春野 鶴
                        ├─平塚 らいてう
                        ├─細野 史郎────────坂口 弘
                        ├─真坂 遊京
                        ├─松浦 実家──────白馬 鉄之輔
                        ├─丸山 博司──────甲田 光雄
                        ├─宮本 如如
                        ├─熊谷 綱次郎
                        ├─森下 敬一────マ明 紐清三郎
                        ├─中山 数シ道久
                        ├─矢原 口 早
                        ├─安口 本 祥
                        ├─山山 見田 ム勇
                        ├─青沼 田 タリ
                        ├─山矢 口 茂
                        │             ┌─安陪 佑郎
                        │             ├─磐墨 二皮 猛三郎
                        │             ├─木井 一岐礼
                        │             ├─白垣 方一武
                        │             ├─宇緒 川尾郎
                        │             ├─小金 隆太 孝雄
                        │             ├─北原 司篤一・平
                        │             ├─郡電 野津寳仙
                        │             ├─高高 橋島 永禦
                        │             ├─種ヶ 丸春英吉
                        │             ├─弟子 寺田節子
              ┌─林 仁一郎─┤             ├─永樋 田原広陳如
              │          │             ├─橋原 本良樱
              │          │             ├─林藤 枝劉一楨
              │          │             ├─与田 栄貢
              │          └─村井 弥兵衛──┬─大草 貞一郎夫
              │                        ├─鐵田 任一
              │     ─西田 天香          ├─草鹿 文聲
              │     ─石原 常貞          ├─寺島 神浩鷺雄
              │                        ├─石渡 会
              │                        ├─劉 端俊雲山
              │                        ├─青本 淵
              │                        ├─矢林 製
              │                        └─小
              │          ┌─中川 雅嗣
              └─江口 俊博──宮崎 五郎
```

| 〈弟子〉 | 〈孫弟子〉 | 〈左玄から4代目〉 | 〈左玄から5代目〉 |

石塚左玄 ── 乃木希典 ── 桜沢如一 ── 森下敬一、久司道夫 ── 中里介山
　　　　　　　　　　　　　　　　　　大森英桜

　他19人　　他22人　　　他94人　　　　　　他67人

りには小説家中里介山、女優の原節子の名前等も見られる。
　この表中のマクロビオティックの創始者と言われる桜沢如一から影響を受けた人50人を抜き出して示せば次のようになる。

相原　ヘルマン	アメリカを拠点に活動した
天 野 慶 之	東京水産大学学長
岩 崎 春 子	
牛 尾 盛 保	厚生荘病院院長
大 森 英 桜	食養指導者
小 川 法 慶	易学・料理研究家
小 川 み ち	食養料理教師
岡 田 周 三	正食協会初代会長
沖 　 正 弘	ヨガ指導者
金 子 義太郎	
河 内 省 一	医師
川 口 ト ミ	食養運動家
菊 地 富美雄	ブラジルを拠点に活動
久 司 御知夫	アメリカを拠点に活動
古 瀬 　 学	
小 林 弘 昌	自然食品店主
小 牧 久 時	大学教授
高 波 市太郎	
後 藤 光 男	
管 本 フジ子	
桜 沢 里 真	桜沢夫人
千 田 米 子	
鶴 島 丈 夫	食養食品販売
高 瀬 公 洋	
田 中 愛 子	食養料理教師
玉 川 泰 客	
千 島 喜久男	大学教授
地 引 保太郎	
中 村 エ プ	ドイツを拠点に活動
成 田 近 夫	医師

成田　常次郎	
箱崎　　諭	
春野　鶴子	婦人団体代表
平塚　らいてう	婦人運動家
細野　史郎	
真坂　京造	
松浦　　実	
丸山　　博	大阪大学教授
宮本　知司	
熊谷　綱次郎	
森下　敬一	医師
森山　シマ	食養料理研究家
矢数　道明	漢方医
安原　久雄	ベルギーを拠点に活動
山口　　清	
山口　卓三	正食協会元会長
吉見　クリム	ベルギーを拠点に活動

　太田竜氏がその著書『日本の食革命家たち』の中で取り上げている安藤昌益など9人の人の中には、マクロビオティックの創始者である桜沢如一、その影響を受けた森下敬一、大森英桜、千島喜久男の4名の名前が見られる。

　アメリカでマクロビオティックを広め、アメリカの食生活に大きな影響を与えた久司道夫は『日本の食革命家たち』の本の中で取り上げた9人の人の中には入っていない。活動の場がアメリカであったのでそうなったのかもしれない。久司道夫もまた食革命家と呼ぶにふさわしい人であると思うが、また久司道夫の名前は上の読めないような小さな字の表では久司　御知夫

の名前になっている。昔はこの名前を使っていたようだ。1979年日貿出版社の『マクロビオティック健康法』では、
久司　御知夫である。

　なお『日本の食革命家たち』の著者、太田竜氏の経歴を見てみると波乱に富んだ人生を送ってきた方のようだ。石塚左玄、桜沢如一、久司道夫、森下敬一、大森英桜のマクロビオティックの世界では有名なそうそうたる人たちの名前は、まだ一般の人名事典では取り上げられていないが、太田竜氏は朝日新聞、講談社などの出している人名辞典には必ず取り上げられているほどの有名な人であるようだ。例えば日外アソシエイツという会社の出版する『20世紀日本人名事典』という本には次のように取り上げられている。

太田竜　おおた・りゅう
昭和・平成期の評論家，社会運動家　天寿学会主宰、文明批評学会主宰　昭和5（1930）年8月16日　旧樺太・豊原町
　　本名＝栗原登一　東京理科大学中退　文化博士　独学でマルクスを学び、昭和20年日本共産党に入党。トロツキズムの影響を受け、黒田寛一らと日本トロツキスト連盟を結成。その後、分裂して関東トロツキスト連盟、日本トロツキスト同志会，第4インターナショナル日本委員会を組織。42年第4インター離党。やがて困窮民の立場からアイヌモシリ、ウチナンチューの解放や辺境からの革命を唱え、平岡正明、竹中労と共に"窮民革命論"を主張。のち自然食による"食の革命"を唱え、エコロジスト的な社会運動

に方向転換。平成元年地球維新連盟会長に就任。世界大学大学院日本校教授も務める。また2年真科学学会、天寿学会、真健康法学会などを設立、歴史修正研究所を主宰する一方、活発な著作活動を行なう。著書に「辺境・最深部に向って退却せよ！」「アイヌ革命論」「革命・情報・認識」「革命思想の扉を開く」「日本原住民史序説」「日本の食革命家たち」「私的戦後左翼史」「日本エコロジスト宣言」「ユダヤ七大財閥の世界戦略」「ユダヤ世界帝国の日本侵攻戦略」「天皇破壊史」など多数。

旺文社編『現代日本人物事典』には

　東京理科大中退。戦後直後に日本共産党に入党したが、トロツキズムの影響を受けて共産党を脱党、トロツキスト運動に入り、昭和32年1月黒田寛一らと「日本トロツキスト連盟」を結成。日本トロツキスト連盟は同年12月革共同－「日本革命的共産主義者同盟」と改称、33年7月分裂して「国際主義共産党」「日本革命的共産主義者同盟第四インター日本支部」「武装蜂起準備委員会」などを組織する。その後アイヌ民族侵略問題を起点とする「アイヌモシリ」（アイヌの国）革命論を主張、49年から50年にかけ一連の企業爆破を行った東アジア反日武装戦線などの新左翼過激派に理論的影響を与えた。50年代の後半ごろから社会主義、共産主義を否定、自然、原始主義のエコロジスト運動に向い「日本みどりの党」の活動に参加61年7月の参院選に同党から立候補。

　『世界革命』『辺境最深部に向って退却せよ』などの著書。

太田　竜氏の本名は栗原登一であり朝日新聞及び人名辞典に

は、竜となっているが、『森下自然医学』誌には太田　龍のペンネームで著作活動をされている。『森下自然医学』誌で私たち読者がなじんでいる龍氏のペンネームで話を進ませていただきたい。

太田　龍氏の『天寿の自然医学―評伝・森下敬一』の本に書かれた経歴には"1950年に目を患い漢方医の荒木正胤氏に診てもらったことから東洋医学に関心をもち，その後1979年に桜沢如一氏の著書に接してマクロビオティックに魅かれる。"と書かれていた。

そしてこの『天寿の自然医学―評伝・森下敬一』では、次のように森下敬一という医者を述べ、森下自然医学が必ず西洋医学にとってかわる時代が来ることを強調している。

> 自由と解放の気風のあふれたこの時期、さらに、日本の医学校のなかでも、とび抜けて自由でのびのびした空気の充満していた東京医専＝東京医大の育てた最大の傑作が、森下敬一であった、と私は思う。このような場と、そしてこの絶好の機会を森下敬一は生かして、血液生理学の大革命『腸造血説』をまとめ上げ、実験的に証明した。彼がまだ20代半ば、東京医大生理学教室のヒラの無給研究生の頃の業績である。

◇西洋医学の全原理をひっくり返す驚くべき内容を秘めている森下自然医学

> この業績は、19世紀来の西洋医学の全原理をひっくり返す驚くべき内容を秘めている。このことだけでも、森下は世界の医学史のなかで最大級の賛辞を送られる資格があ

り、断然、生理学史の第一位の地位を占めるべき学者である。

　彼は29歳の若さで東京歯大生理学の助教授に迎えられ、爆発的なエネルギーで学界にその成果を問うた。しかし、日本の医学界は森下学説を黙殺し、葬り去るべく動いた。1950年代の後半のことである。そして同じ頃、世界の医学・生物学界は、分子生物学・ウイルス学・遺伝子工学などの邪道にのめり込んでいくのだった。

　しかし森下は、いたずらに学界のなかでの自己の不遇を不満に思ううしろ向きの人ではなかった。彼は学界の狭い枠を超越して、世間に直接訴え、大衆に呼びかけ、生理学上の論争を、より深いかたちで、より広い舞台に発展させるべき自己の使命をさとった。

　『腸造血説』は、食べものが腸のなかで血になり、血が体細胞をつくる、という説に完成され、そしてそれゆえに、悪い食べものが血液の汚れとなり、汚れた血液が身体器官を病気にする、という臨床医学の大命題を生み出す。未精白の穀物と野菜主体の自然食という大方針が、学問的に基礎づけられる。

　森下敬一は、基礎医学の学徒、生理学者の域を脱皮して、みずからの打ち立てた血液生理学理論を病気治療に応用する臨床医学の道に邁進した。しかもそれを、一開業医という次元にとどまらず、広く社会に訴える、自然医学運動に組織した。

　そしてこの自然医学運動は、緑の文明を創造する広義のエコロジー運動のなかに位置づけられ、世界の長寿地域の

実地調査の動きとなり、(80歳を越えても中国長寿地域の調査旅行を企画されるほどかくしゃくとされている。：筆者）個々人の病気を治す狭義の医学から、人類の病気を治し、地球の病気を治す、其の医学革新を志向するものに、年々、発展してきている。

　森下敬一という人物の器はきわめて大きい。私はこの評伝を書きながら、そう実感している。彼は時代を数十年も先んじて歩いている。そしてまた彼は、時代とともに大きくなるだろう。彼の真価は、これから日本でも世界でも、急速に評価され、見直され、そして必ずやいつの日か、彼の説は医学界の主流となるに違いない。それによって彼は、破滅に瀕している地球の再生と蘇生のために、大切な役割を果たすことだろう。

森下博士の研究はノーベル賞級というよりもノーベル賞を超えた研究なのかもしれない。

そして『日本の食革命家たち』で桜沢から影響を受けた森下敬一博士を取り上げて以来、森下博士が主幹として発行している『自然医学』という雑誌に『地球を救う森下自然医学』などの西洋医学を批判する文章を掲載続けていた。その文章を読んでいると、上に著した経歴そのもの、文章の鋭さが伝わり、はんぱな取り組み方ではないのがうかがえた。

太田氏が食革命家の一人として取上げている大森英桜氏の正食医学講座（日本ＣＩ協会主催）に出席してマクロビオティックの真髄をつかもうと懸命に研究した成果が自然医学誌の記事のところどころに生かされていた。

マクロビオティックを究めた人なので日本人男性の平均寿命以上生きて活躍してほしいと思っていたが、残念ながら2009年5月19日78歳で逝去された。死因は腹膜炎と訃報には書かれていた。ご冥福をお祈りいたします。

なお朝日新聞が2009年7月23日の夕刊で太田龍氏死去にともない夕刊文化欄に、異例とも思われる六段組みの記事を載せている。太田氏の思想家としての大きさからいえば当然のことなのかもしれないが、我々一般の普通人には理解の及ばない世界である。

前記の人物事典記載の経歴から当然の帰結になるのだろうか。見出しは『思想家・太田竜氏の「革命」一代　妄想家か辺境の擁護者か』と書かれている。続いてその記事は

> 5月19日に78歳で亡くなった思想家・太田竜氏は、その振幅の大きい活動で人々を戸惑わせてきた。新左翼の革命理論家から「ユダヤの支配」を糾弾し、「爬虫類的異星人が地球を支配している」と説いた陰謀論者へ。変転を突き動かしたものは「妄想」か、それとも「辺境」への視点だったのだろうか。

という文章から始まっている。筆者が太田氏の著作で読んだ本が『自然食』と『日本の食革命家たち』の2冊であり、多くを教えられた。年齢をとるごとにその思想が深くなっていくと思われるのに78歳で亡くなられて残念である。朝日新聞は続けて書いている。

> 10代から左翼運動に身を投じた太田氏は1957年、革命的共産主義者同盟結成に参加する。中核派、革マル派などの前身である。その後、第4インターナショナル日本支部

委員長に、さらに分派しそれも脱退した。創設した組織を次々と割っては新組織を立ち上げ、主張はそのたびに過激に先鋭になった。

　70年頃からは琉球、アイヌといった「辺境」に着目し独自の革命論を追究し始めた。三菱重工ビル爆破事件を起こした東アジア反日武装戦線にも思想的影響を与え、70年代半ばに、マルクス主義は「帝国主義美化の反革命的思想体系である」として決別。80年代には自然食やエコロジー運動に傾倒し、

"80年代には自然食やエコロジー運動に傾倒し"と書かれている。この頃に書かれた本が『自然食』であり、『日本の食革命家たち』の本である。革命家が書いた本である。

『日本の食革命家たち』の本で冒頭、太田氏は食革命家について説明している。食というものを思想の土台において展開した人たちを言い、食べ物を思想の次元にまで持っていって、宇宙の真理を追究しようとした人たちだとしている。そして9名の人物をあげて「食革命家」の系譜を論じている。安藤昌益、石塚左玄、桜沢如一、千島喜久男、森下敬一、大森英桜、郡司篤孝、多田政一、藤井平司の9人が取り上げた「食革命家」であるが『日本の食革命家たち』の著者の太田氏自身まさにその9人の後に取り上げられるべき「食革命家」であったと思う。前半生は「独学でマルクスを学び日本共産党に入党したが、トロツキズムの影響を受けて共産党を脱党、トロツキスト運動に入り、」と書かれているようにバリバリの革命家であった人であるが、『自然食』、『日本の食革命家たち』の本の延長線上に医学界の革命児である森下敬一博士を取上げた『天寿の自然医

学―評伝・森下敬一』がある、そして、この著作をきっかけに、後半生亡くなるまで『森下自然医学』誌で『地球を救う森下自然医学』を連載しライフワークとして取組んだ。納得のいかない西洋医学の治療などを糾弾し続けた様は、まさに「日本の食革命家」と呼ぶにふさわしい方であった。

　桜沢如一の影響を受けアメリカに渡ってマクロビオティックを広め、アメリカの食生活に大きな影響を与えた功績でスミソニアン歴史博物館にマクロビオティックの関係資料が永久保存になった久司道夫氏は、そもそもが、平和な社会にするためにはどうしたらよいのかということを研究するために東大、そしてコロンビア大学でも学びアインシュタインを始め多くの平和運動に関わる人たちと話し合ってきた。その結果いくら、国連や世界連邦などの組織が立派な物ができてもそれを構成する人が変わらねばいくら立派な組織を作ってもそれは砂上の楼閣のようなもので、構成する人々がかっての聖人のような人たちに近づくことが必要であり、その人々を作り上げて行く食というものをマクロビオティックを通して考えた人であった。

　この久司道夫氏と同じように太田龍氏も、いくら組織が出来上がったところでそれを構成する人々が精神的に病んだり、肉体的に病んだりしては決してよい社会につながっていかないという気持ちから『自然食』の本を書いたり『日本の食革命家たち』を書く方向に向わせたのであろうか。

　まさに太田龍氏自身、日本の食革命家の一人であった。ご冥福をお祈りいたします。

◇太田　龍氏が亡くなった後奥さんの栗原千鶴子さんが回想記を書いていらっしゃる。

北海道、そして沖縄へ

　　北海道における爆弾事件で、太田龍の名前が一時期有名になったおかげで、太田の思想に共鳴した若人が、何人か北海道に出かけて行きました。

　　一方、年頃の息子を持つ母親たちは、自分の子供の部屋に、太田龍の本を見つけると、子供が過激派になっては大変だ、ということで、大騒ぎになったといいます。

　　一方、北海道から帰ってきた太田は、今度は沖縄に向かったのです。彼の思想の中では、北海道のアイヌと、沖縄の琉球を結びつけること。北海道のアイヌは、北方の日本原住民であり、沖縄の琉球人は南方の日本原住民である。この北と南の日本原住民が、日本帝国の権力の中枢を挟み撃ちにする、というのが彼の革命の構想でした。

太田龍の活動の原動力は玄米菜食

　　この当時の太田龍が、精力的に動き回ることができた原動力は、彼が私と一緒になって、きちんと玄米菜食の食事をはじめたため、と言えます。

　　太田が最初の奥さんと離婚した後の食生活は、大変乱れていました。ちなみに私は、太田の2度目の妻で、一緒になった時彼は41歳でした。

　　その頃太田は、母親の住んでいた自宅にはほとんど帰らず、独身の友人の家を転々と泊まり歩いていました。そして日中は、喫茶店を何軒もハシゴして、そこで勉強したり、

原稿を書いていたのです。このように乱れた生活をしていたのですから、太田自身も、「自分は長生き出来ないだろう」と思っていたようです。

　太田の両親は長命で、父親は83歳、母親は90歳まで生きたといいます。ですから彼にはその両親の長命の体質を受継いでいたはずです。

　私と一緒になった時、太田は「食事は玄米食にしたい」と言いました。彼に玄米食を勧めたのは、高校時代の友人で、その人は、薬学部に入学して、漢方の研究をしていました。したがって太田も、彼の影響を受けて、東洋医学・漢方に関心を持つようになったのです。太田は医者の家に生まれたのですが、父親の跡を継いで西洋医学を学び、小さな病院の院長となった彼の長兄は、50歳代で病気で亡くなりました。そのことも、太田が西洋医学を信用できなくなった理由の一つです。

　食事を玄米食にして、体調が良くなったのは、太田だけではありません。私自身も大変体調が良くなりました。顕著に現れたのは、睡眠時間が短くなったことです。

　朝早く、パッチリと目が覚めます。それまでぐずぐず8時間も寝ていたのが、6時間で済み、2時間ほど時間が空くのです。朝食前には、もう洗濯を済ましていました。洗濯といっても機械は使いません、手洗いです。

　玄米菜食と共に、太田が変えた習慣に、コーヒーの多飲があります。

太田は自宅では絶対に勉強したり、原稿を書いたりしません。勉強するのはいつも喫茶店です。太田には行きつけの店がありました。自分にとって一番過ごしやすい店に毎日通い、そこで勉強しながらコーヒーを飲んでいましたが、飲む量を少し減らしました。そのせいでしょうか、トイレの回数が少なくなりました。それまでは頻繁にトイレに行っていたものです。しかしそれにしても、彼は普通の人にくらべれば水分は多目に摂っていたことは間違いありません。死因の一つに、全身がむくむ、腎臓の機能障害がありました。

　私は、マクロビオティックの料理法を勉強するために、日本ＣＩ協会の料理教室に通いました。そこでは料理ばかりでなく少食にしてよく噛むということ一口30回とか、50回とか、モグモグと噛み続けることを教わりました。

　太田は、自分が主催する勉強会には、小さな玄米おにぎりを20個くらい持って行くのです。参加者はそのおにぎりを食べながら勉強するのです。このようにして、私も太田も玄米食の普及に努めたのです。

◇革命家としては幸せなことに奥さんの手当に感謝しながら亡くなった
　私は、可能なかぎり西洋医学的手法を用いずに、手当を尽したつもりです。
　病気になったらすぐに病院にほうり込んでしまえば、手

間はかからず、看護人の負担は楽になるのです。しかし太田の最期は、彼の思想にしたがって、自然医食で、そして手当で見送りました。

　重体の彼の腰に、生姜湿布をしていたとき、「ああ気持いい！」と言った言葉は忘れられません。看病のための寝不足で、心身共に疲れていた私にとって、彼のその一言は、私に対する感謝と、愛情を込めて発した言葉だと信じています。

2010年6月9日　記されて『森下自然医学』誌　2010年8月号に掲載された。

　その後も栗原さんの太田龍回想記が続いているが興味深く読ましていただいている。

◇太田氏の連載がなくなって残念であるが、あの石原結實先生が新たに月刊『自然医学』に連載

　自然医学誌に毎号連載されていた太田龍氏の記事が今後掲載されなくなる痛手は大きく残念だと思っていたが、太田龍氏に勝るとも劣らない数多くの著作を著わしているマスコミにも有名な石原慎太郎知事の主治医の石原結實先生が執筆されることになった。なお第一回の掲載には森下先生との今までの関係が述べられていた。

　ただその後石原先生は2010年参議院選挙に出馬されたので1年位で連載が終了してしまったのは残念であった。

あとがき

　大地震、大津波、それによって引き起こされた福島原発の暴走、今まで東海地震による浜岡原発の危険性ばかりに目がいっていましたが、福島原発が地震に伴う大津波で、ここまでもろくも安全性神話が壊されてしまうとは思ってはいませんでした。

　福島原発の収束の見通しは、3月11日から6カ月たった今も混沌としている状態です。そのような中、4月10日、24日の"浜岡原発今すぐ止めろ"デモに参加したものとしては、菅総理大臣が中部電力に浜岡原発の即時停止を求め5月10日に中部電力社長が停止受諾の表明をしたのは、災害の暗闇の中でのほのかな明かりといえるものでした。

　原発停止期間が、防潮堤や安全施設のできるまでということなのは不満ですが、とりあえず止まることになったことは良かったと思います。

　それにしても地震大国日本に54基もの原発が有ります。一つ一つ停止になっていくことを望みます。原発停止を求める裁判でも福島原発の影響で停止を求める判決が多く出てくることを望みます。

　日本人の英知を集中すれば、原発無しでもやっていける道筋が開けるのではないでしょうか。

　全ての原発が停止するまでの間、もし近くの原発が福島原発のように放射能をまき散らすようになってしまった場合、周辺住民は長崎で被爆した秋月辰一郎先生、広島で被爆した平賀佐和子先生の体験から放射能から身を守る術をくみとってくださ

い。

　秋月辰一郎先生のおっしゃっている塩をきかせ（精製塩はだめ、自然塩を使った味噌などでとる）、そして砂糖など甘いものを控えるという食事は、甘いもの好きの人にはむずかしいかもしれませんが、とにかく被爆当時、秋月先生が指導した看護師さんや職員の人には放射能による後遺症が出なかったということを心に止めておいてください。

　日本ＣＩ協会の勝又会長から伺った話では、秋月先生は被爆直後に被災者に砂糖を配った自治体の行為に対して激しく怒ったといいます。

　なお本書の完成にあたっては桜沢如一が創設したマクロビオティックの指導機関であり、料理教室も開いておられる日本ＣＩ協会の勝又会長の資料提供及びお力添えもいただいたので、この場を借りてお礼申し上げます。

　秋月博士の『体質と食物』についてはクリエー出版の石神社長から転載を許していただきました。有難うございます。

　そして、「レノン『イマジン』からマクロビオティック」の完成には大場淳二先生のワン・ピースフル・ワールド日本ニュースレターの資料を使わせていただきました。有難うございます。

　また、本書制作にあたり創英社／三省堂書店の水野浩志氏に尽力いただいたことを感謝いたします。

　引き続き続編を考えております。ご期待ください。

　東日本大震災から６か月がたちました。とにかく１日も早く被災した皆様が、穏やかな毎日を取戻せることを祈っております。

　平成23年9月　　　　　　　　　　　　　　　　高橋　昌裕

参考文献

『薬草の自然療法』東城百合子著（あなたと健康社）

『マクロビオティック食事法』久司道夫著（日貿出版社）

『マクロビオティック健康法』久司道夫著（日貿出版社）

『地球と人類を救うマクロビオティック』久司道夫著（文芸社）

『死の同心円』秋月辰一郎著（講談社）絶版

『新しき世界へ』現在『マクロビオティック』誌（日本ＣＩ協会）

『ワン・ピースフル・ワールド』（発行：ワン・ピースフル・ワールド日本事務所）代表者、大場淳二氏

『砂糖病・シュガーブルース』ウイリアム・ダフティ（日貿出版社）

『体質と食物』秋月辰一郎著（クリエー出版）

『現代用語の基礎知識』（自由国民社）

『知恵蔵』（朝日新聞社）

『イミダス』（集英社）

『広辞苑』（岩波書店）

『ベジタリアン宮沢賢治』鶴田静（晶文社）

『養生の実技』五木寛之（角川書店）

『「アメリカ小麦戦略」と日本人の食生活』鈴木猛夫（藤原書店）

『病気にならない生き方』新谷弘実（サンマーク出版）

『胃腸は語る』新谷弘実（弘文堂）

『健康への道』二木謙三（致知出版）

『豊かに生きるための「食べる健康」』船井幸雄（ビジネス社）

『新食養療法』桜沢如一（日本ＣＩ協会）

『ゼン・マクロビオティック』桜沢如一（日本ＣＩ協会）

『ベジタリアンの健康学』週刊　金曜日

『宇宙は何でできているか』杉山斉（幻冬舎）

『癒しを生きた人々』島薗進（専修大出版局）

著者・略歴

高橋　昌裕
1947年生まれ　明治大学商学部卒業
東京都に奉職、主税局退職後マクロビオティック的生活を目指す
マクロビオティックの久司道夫先生
森下自然医学の森下敬一先生の教えを受ける
これまでヨーロッパ、ベトナム、アメリカを訪問し
現地のマクロビオティックの人々と交流

レノン『イマジン』から
　　マクロビオティックへ

2011年10月17日　発行

著者　高橋昌裕
発行／発売　創英社／三省堂書店
　　　　　　東京都千代田区神田神保町１―１
　　　　　　Tel.　03―3291―2295
　　　　　　Fax.　03―3292―7687
印刷／製本　日本印刷株式会社

©Masahiro Takahashi 2011　　　不許複製　　　Printed in Japan